\わかる!/ \できる!/
ココだけ・コレだけ
人工呼吸器
ポケットブック

【監修】**尾野 敏明**
東海大学看護師キャリア支援センター
認定看護師教育課程　集中ケア学科主任教員

Gakken

監修者・執筆者一覧

<監修>

尾野　敏明　　東海大学看護師キャリア支援センター
　　　　　　　認定看護師教育課程 集中ケア学科主任教員

<執筆>

尾野　敏明　　（前掲）
新城　安基　　沖縄県立中部病院 ICU集中ケア認定看護師
福井　俊輔　　大坂医科薬科大学病院　集中ケア認定看護師
種市　朋華　　石心会　川崎幸病院　集中ケア認定看護師
鈴木　　壯　　北里大学病院　主任　クリティカルケア認定看護師
武見　和基　　日本医科大学多摩永山病院　集中ケア認定看護師
金子まきこ　　長崎市立病院機構　長崎みなとメディカルセンター
　　　　　　　集中ケア認定看護師
洲鎌　早苗　　沖縄県立宮古病院　集中ケア認定看護師
和田　秀一　　福岡徳洲会病院 ICU 副主任／集中ケア認定看護師
伊藤加代子　　社会福祉法人 同愛記念病院　ICU病棟　集中ケア認定看護師
北島　　誠　　社会福祉法人 函館厚生院　函館中央病院
　　　　　　　集中ケア認定看護師
若林　景子　　南長野医療センター篠ノ井総合病院　集中ケア認定看護師
柳山　由佳　　東京都立病院機構 東京都立豊島病院 HCU主任／
　　　　　　　集中ケア認定看護師

　　　　　　　　　　　　　　　　　　　　　　　　　　　（執筆順）

Contents

第1章 人工呼吸は"なぜ"行う？

I 人工呼吸器の解剖（尾野敏明） ………… 12
1. 人工呼吸器の構造 ………… 12
2. 人工呼吸器の原理・仕組み ………… 14
3. 人工呼吸療法の種類（IPPV/NPPV） ………… 16
4. 人工呼吸器に必要な物品 ………… 18
5. 人工呼吸器モニター ………… 22

II 人工呼吸器が必要となる患者とは（新城安基） ………… 26

❶ 換気障害のある患者 ………… 28
1. 呼吸調節のメカニズム ………… 28
2. 換気障害とは ………… 30
3. 換気障害のある患者の人工呼吸管理 ………… 32
4. 臨床で多くみられる換気障害 ………… 34
5. 喘息の病態と人工呼吸管理の目的 ………… 35
6. 人工呼吸管理における注意点 ………… 35

❷ 酸素化障害のある患者 ………… 37
1. 低酸素血症の原因 ………… 38
2. 酸素化障害のある患者の人工呼吸管理 ………… 42

❸ 呼吸困難感が強い患者 ………… 48
1. 呼吸困難のメカニズム ………… 48

2. 自発呼吸による肺傷害 ················ 50
3. 呼吸仕事量の増大 ················ 51
4. 人工呼吸器のモード（換気様式） ················ 52
5. グラフィックモニタとは ················ 53
6. 患者-人工呼吸器非同調 ················ 54

III 人工呼吸器の使用の実際(福井俊輔) ················ **59**

❶ 人工呼吸器回路と周辺のレイアウト ················ 59
1. 加温加湿器と人工鼻, どちらを使う？ ················ 59
2. 人工呼吸器の配置はどこが最適？ ················ 61
3. 人工呼吸器の回路はどうする？ ················ 63

❷ 人工呼吸器のセットアップ ················ 65
1. 破損・亀裂・変形の有無, 配線が正しいか ················ 65
2. 医療ガスの点検 ················ 67

❸ 人工呼吸器と気管チューブのつなぎ方と固定 ················ 70
1. チューブの保持のポイント ················ 70
2. チューブの固定のポイント ················ 71

❹ 人工呼吸器回路の交換 ················ 74
1. 交換の実施 ················ 75

IV 人工呼吸器開始とモード(種市朋華) ················ **76**

❶ 人工呼吸器の開始基準 ················ 76
1. 人工呼吸器の役割 ················ 76

❷人工呼吸器の量設定と圧設定················84
　1. 量規定（従量式）換気と圧規定（従圧式）換気······84
　2. VCVとは？················86
　3. PCVとは？················89

❸必要最低限覚えておきたい設定とモード················92
　1. 人工呼吸器における呼吸を分けて考えてみる··92
　2. 調節呼吸とは？················92
　3. 補助呼吸とは？················93
　4. A/C（補助調節換気）とは？················93
　5. SIMV（同期式間欠的強制換気）とは？······96
　6. CPAP（持続陽圧呼吸）とは？················100

第2章　人工呼吸器管理の実際
〜どこに注意して，何をどうアセスメントする？

I　人工呼吸器装着患者の観察項目とアセスメントのポイント（鈴木　壯）················**104**

❶人工呼吸器患者の血圧················104
　1. 循環（血圧）に与える影響················104
　2. 鎮静薬が血圧に与える影響················108
　3. 体温管理················111
　4. 意識の評価················112

❷人工呼吸器装着患者の苦痛の訴えのポイント······115

❸ 人工呼吸器患者の呼吸状態の観察とアセスメントのポイント ……… 119

1. 呼吸困難 …………………………… 119
2. 努力呼吸 …………………………… 119
3. 努力呼吸の観察のポイント ……… 120
4. 痰の量と性状 ……………………… 126

❹ 人工呼吸患者の全身状態のアセスメントのポイント ……………… 127

1. 鎮痛・鎮静 ………………………… 127
2. 適切な鎮静とは …………………… 127
3. 疲労感 ……………………………… 128
4. チアノーゼ ………………………… 129

❺ 人工呼吸器患者の検査結果とアセスメント ……… 133

1. 胸部X線検査 ……………………… 133
2. 肺機能検査 ………………………… 137
3. 血液データ ………………………… 138
4. その他の血液データ ……………… 141

II チューブ・カフ，アラーム管理のポイント
（武見和基）……………………………………… **143**

❶ 挿管チューブの固定位置 ………… 143

1. 挿入の長さと位置の確認 ………… 143
2. カフ圧の管理 ……………………… 145

❷人工呼吸器の点検 ··· 147
1. 患者使用前点検 ··· 147
2. 患者使用時点検 ··· 148
3. 患者使用後点検 ··· 150

❸アラームの原因とその対応 ··· 151
1. アラームに対する基本的な心構え ··· 151
2. アラーム発生時の対応 ··· 153

III 人工呼吸器装着患者の気管吸引のポイント
（金子まきこ）··· **157**

❶人工呼吸患者の気道ケア ··· 157
1. 気管吸引の目的とは？ ··· 157
2. 吸引できる部位は？ ··· 158
3. 気管吸引によって起こりうる合併症とは？ ··· 159
4. カフ圧管理は重要？ ··· 162
5. 効果的な気管吸引ができましたか？ ··· 163

IV 人工呼吸器装着患者のポジショニングのポイント
（金子まきこ）··· **164**

❶ポジショニングの目的 ··· 164
1. 理学療法 ··· 164
2. VAP（人工呼吸器関連肺炎）予防 ··· 166
3. 褥瘡予防 ··· 167
4. リラクゼーション（緊張の緩和）··· 168

V 人工呼吸器装着患者の食事介助のポイント
　　（洲鎌早苗）……………………………… **169**

● 経口挿管か気管切開か……………………… 169

1. 観察のポイントは「姿勢」「動作」「咀嚼・嚥下」 172
2. 呼吸状態とモニタリングの変化を観察 ……… 172
3. 多職種でかかわる ……………………………… 173

VI 人工呼吸器装着患者の口腔ケアのポイント
　　（和田秀一）……………………………… **174**

● 人工呼吸器装着患者の口腔内はどうなっている？… 174

1. 口腔ケアの必要物品は？ ……………………… 174
2. 「ブラッシングケア」と「維持ケア」を
   定期的に行い，口腔内環境を保持する ……… 175
3. 口腔内の状況はスケールで評価 ……………… 177
4. 口腔ケア方法統一に対する取り組み ………… 178

第3章 人工呼吸器と合併症

I 人工呼吸器装着中の合併症とその対応 …… **182**

● 気道・回路（挿管・気管切開チューブ）関連の合併症
　　（伊藤加代子）………………………………… 182

1. 事故（自己）抜管 ……………………………… 182
2. リーク ………………………………………… 185
3. 回路閉塞 ……………………………………… 188

4.	気道損傷・咽頭喉頭浮腫	189
5.	片肺挿管	189

❷ 人工呼吸器設定関連の合併症 (北島　誠) … 191

1. 人工呼吸器関連肺傷害 (VALI) … 191
2. 人工呼吸器関連肺傷害 (VALI) の予防, 肺保護戦略 … 193
3. 気胸・皮下気腫 … 195
4. 低血圧 … 197
5. 意識してほしいこと … 199

❸ 人工呼吸器関連肺炎 (VAP) (若林景子) … 200

1. VAPって何ですか？ … 200

❹ 体動制限や臥床関連 (柳山由佳) … 206

1. 鎮静による合併症 … 206
2. 褥瘡 … 209
3. 医療関連機器褥瘡 (MDRPU) … 211
4. 精神的ストレス … 212

表紙デザイン：株式会社エストール
本文DTP：林由貴恵
本文イラスト：湯沢知子, 日本グラフィックス

第1章

人工呼吸は"なぜ"行う？

I 人工呼吸器の解剖

II 人工呼吸器が必要となる患者とは

III 人工呼吸器の使用の実際

IV 人工呼吸器開始とモード

I 人工呼吸器の解剖

1. 人工呼吸器の構造

1) 基本構造

人工呼吸器は,通常はコンパクトなボックス型の本体内部にさまざまな部品が取り付けられています.これらの部品には,電子制御装置,吸気弁や呼気弁などが含まれます.また,外部からの電源(コンセント)で動作するものが一般的ですが,内蔵のバッテリーを使用するタイプもあります.

図1 吸気回路と呼気回路

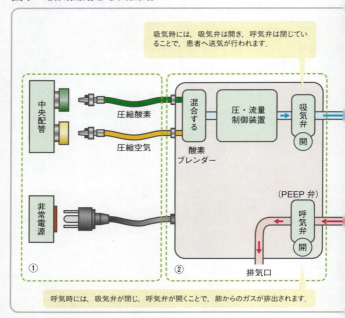

2) 吸気弁と呼気弁

　人工呼吸器には、呼吸器回路内を一方向で流れるように、吸気弁と呼気弁が装着されています（図1）.

①駆動源

駆動源とは、人工呼吸器を動かすための動力となるところです．みなさんも目にしたことがある、ベッドの頭側にある中央配管や非常電源、それに差し込むコード類を指します．

②人工呼吸器本体

駆動源である酸素・空気のそれぞれの配管から供給されたガスは、酸素ブレンダーというところに送られます．
そこで酸素濃度を厳密に調節するために混合され、患者が吸入するガスとして設定した酸素濃度に調節されます．

③呼吸回路吸器本体

設定した吸入酸素濃度に調節されたガスは、呼吸回路の送気機構を通して、吸気弁、加温加湿器、吸気回路を経て患者の肺に届きます．
その後、患者から呼出されたガスは、呼気回路を介して呼気弁から排出されます．

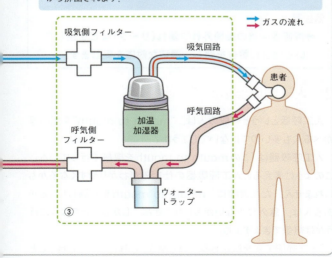

3) 送気時間と呼吸数の調整

　人工呼吸器では，送気時間と呼吸数が重要なパラメータとなります．**送気時間は吸気が行われる時間を示し，呼吸数は1分間に患者に対して提供される呼吸サイクルの数を示します．**

　これらのパラメータは，患者の生理学的状態や医師の指示に基づいて設定されます．正確な調整により，酸素供給や二酸化炭素の排出を適切に管理することができます．

4) 安全装置

　人工呼吸器には，患者の安全を確保するためのさまざまな安全装置が組み込まれています．これには，**気道内圧上昇や低換気などのアラーム装置**が含まれます．

気道内圧上昇アラーム
➡ 肺への過度の圧力が加わると警告を発し，患者への肺損傷を防ぎます．

低換気アラーム
➡ 呼吸器回路の接続外れや漏れ (リーク) などを生じている場合に警告を発し，適切な対応を促します．

---

2. 人工呼吸器の原理・仕組み

　人工呼吸というと一般の人は，"mouth to mouth"を思い浮かべる人も多いのではないでしょうか？

　人工呼吸器は「このmouth to mouthを機械で行っている」，このように考えると人工呼吸器の仕組みがわかりやすくなるかもしれません．ただ実際に，mouth to mouthを経験したことがある人は，意外に少ないかもしれません．しかし，どのように行うかは想像できますよね．

　「一定間隔で息を吹き込み，口を離す」これを繰り返し行うこと

が，まさしく人工呼吸の基本になるわけです．

それでは，この「mouth to mouth」と「人工呼吸器」を対比させながら，仕組みを考えてみましょう（**図2**）．

図2　mouth to mouthと人工呼吸器

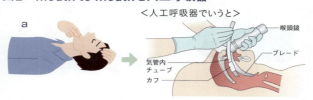

❶ mouth to mouthでは，頭部を後屈して顎をあげるようにします．これが気道の確保です（図2-a）．気道確保は，人工呼吸器では気管チューブを挿入することが，これに相当します．

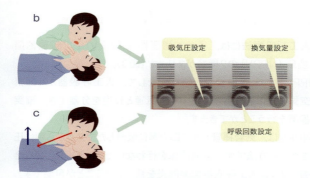

❷ 施術者は，吹き込むための息を十分吸い込み（図2-b），患者の胸が軽く膨らむまで口移しで息を吹き込みます（図2-c）．これは，人工呼吸器でいう換気量や圧の設定にあたり，息を吹き込む時間が，人工呼吸器では吸気時間（送気時間）になるわけです．このとき，人工呼吸器で送気を行うためには，吸気弁が開き，呼気弁が閉じていることが必要です（図1）．

図2　mouth to mouthと人工呼吸器（続き）

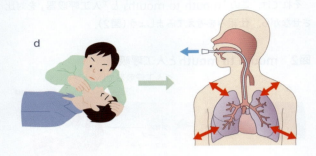

❸息を吹き込んだあとは，口を離し，自然に息を吐き出させます（図2-d）．また，人工呼吸器では，呼気にあたり，吸気弁が閉じ，呼気弁が開くことで，呼気回路側から呼吸器に向かって排出が行われます（図1）．

3. 人工呼吸療法の種類（IPPV/NPPV）

人工呼吸療法には，**侵襲的陽圧換気（IPPV）** と **非侵襲的陽圧換気（NPPV）** の2種類があります（図3）．

IPPVは，気管挿管や気管切開をして，人工呼吸器から酸素と空気を肺に送り込む方法です．気道と食道を分離でき，確実に換気を行うことができます．

NPPVは，気管挿管せずに口や鼻に装着したマスクから肺に圧力をかける方法です．気道確保を行わないため，IPPVに伴う合併症，とくに人工呼吸器関連肺炎を減少させることが可能です．

IPPV：invasive positive pressure ventilation，侵襲的陽圧換気
NPPV：non-invasive positive pressure ventilation，非侵襲的陽圧換気

図3 侵襲的陽圧換気（IPPV）と非侵襲的陽圧換気（NPPV）

侵襲的陽圧換気（IPPV）

[侵襲的, 人工気道を使用]

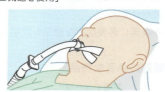

【メリット】
・気道確保ができている
・気管吸引が容易
・誤嚥の可能性が少ない
・全身管理がしやすい

【デメリット】
・人工気道による苦痛を伴いやすい
・人工呼吸器関連肺炎（VAP）の高リスク
・気道・口腔粘膜損傷の可能性
・コミュニケーションや活動の制限

非侵襲的陽圧換気（NPPV）

[非侵襲的, マスク・マウスピースなどを使用]

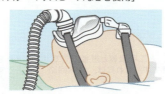

【メリット】
・人工気道留置に伴う合併症を回避可能
・咳嗽反射の抑制が少なく気道クリアランスが保持可能
・VAP感染のリスク低
・会話や食事が可能

【デメリット】
・誤嚥の可能性
・気道内分泌物の多い患者では気道浄化が困難
・気道内圧を高くできず十分な換気が得られない可能性
・マスクによるMDRPU（医療関連機器圧迫創傷）の可能性

4. 人工呼吸器に必要な物品

　人工呼吸器を使用するためには、さまざまな物品やアクセサリーが必要です．これらの物品は、患者の安全な換気や酸素供給を確保するために欠かせません．

　図4に、人工呼吸器に必要な主な物品を説明します．

図4　人工呼吸器に必要な物品

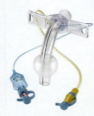
気管切開チューブ

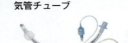
気管チューブ

【気道確保】
人工呼吸器を使用する際、まず患者の気道を確保する必要があります．これは、患者の舌や他の障害物が気道を塞がないようにすることを意味します．さらに患者の気道と人工呼吸器回路を接続する役割を担います．通常は、気管チューブや気管切開チューブが使用されます．

【呼吸器回路】
呼吸器回路は、人工呼吸器と患者の間でガスの流れを確保するためのチューブや管です．これには、吸気回路（管）と呼気回路（管）が含まれます．

【人工鼻／加温加湿器】
最近では、安全管理や感染管理の観点から、第一選択は人工鼻が多くなってきています（図5）．加温加湿器は、呼吸器回路の中で水を温めることで吸気ガスを直接加温加湿します（図6）．加温加湿器と専用のチャンバー、滅菌蒸留水が必要になります．加温加湿器は、吸気回路側の途中に装着されます．呼吸器回路と接続する際、呼気側に接続しないように注意しましょう（図7）．またチャンバー内の滅菌蒸留水が空にならないよう管理が必要です．さらに、加湿用の水は、滅菌蒸留水以外のものは絶対に使わないようにしましょう．

第1章 人工呼吸は"なぜ"行う？

【酸素供給装置】
酸素供給装置は，通常中央配管の酸素と圧縮空気を使用します．これにより，人工呼吸器を介して患者に設定した酸素が供給されます．移動式の人工呼吸器の場合は，酸素のみでも使用可能です．

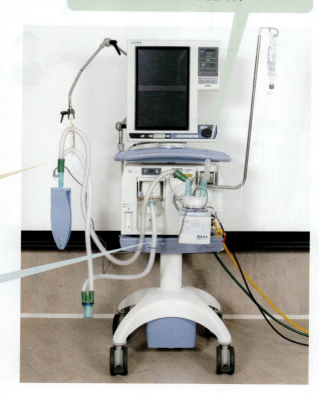

図5 人工鼻の原理

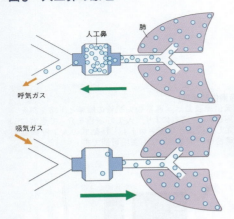

呼気中の熱と水分を一時捉え，次の吸気のときにこれを放出します．

図6 加温加湿器の原理

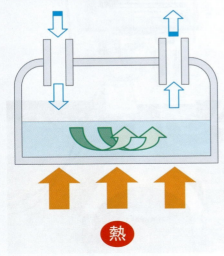

呼吸器回路の中で水を温めることで吸気ガスを直接加温加湿します．

図7 加湿加温器の注意点

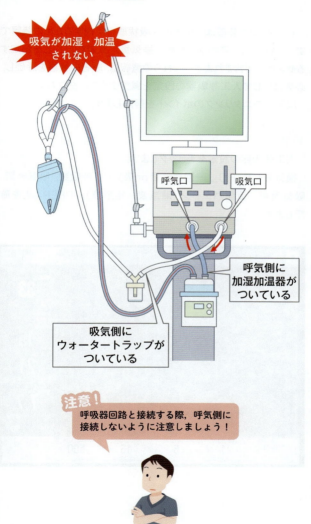

5. 人工呼吸器モニター

モニタリング装置は，患者の呼吸状態を監視するための装置です．これには，実際の呼吸数，換気量，気道内圧などを測定するセンサーが含まれます．これらの情報は，患者の状態を評価し，必要に応じて人工呼吸器の設定を調整するのに役立ちます．

以下，モニタリングのポイントを解説します．

1) 設定のチェック

人工呼吸器の設定をチェックします．

換気モード，F_IO_2，一回換気量or吸気圧，呼吸数，吸気時間，吸気流量，流量パターン（漸減波，矩形波），PEEPなどを確認します．

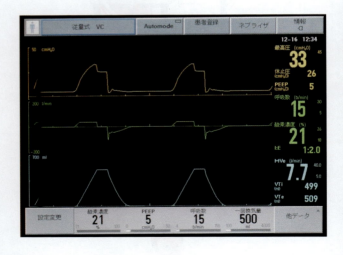

①呼吸数

呼吸数は，病態の影響により大きく変化します．また鎮痛や鎮静の影響も受けます．呼吸仕事量を反映し，CPAPモードなど自発呼吸を主体とする換気モードでは，呼吸数の変化に注目しましょう．呼吸数が上昇している場合は，人工呼吸器との同調性も確認しましょう．

②気道内圧

最高気道内圧（PIP），プラトー圧（Pplat），平均気道内圧（MAP），呼気終末陽圧（PEEP）を確認します．平均気道内圧は，酸素化を決定する因子であり，酸素化の状態と合わせて設定状況を評価します．また，陽圧換気に伴う肺損傷を防止するためにも，気道内圧の確認は重要です．

③流量（吸気流量・呼気流量）

流量に関しては，呼吸器のグラッフィクを確認し，評価していきましょう．

従量式調節換気（VCV）では，吸気（送気）中に呼吸努力が増加すると吸気流量が不足し，気道内圧が低下することがあります（A/C-VCV，SIMV-VCV）（**図8-a**）．

従圧式調節換気（PCV）では，フロー波形（流量－時間曲線）を確認することで，吸気時間が適正か評価できます（A/C-PCV，SIMV-PCV）（**図8-b**）．

また，呼気終末時の流量（吸気の始まる直前）を確認することで，内因性PEEPがないか評価できます（**図8-b**）．

図8 人工呼吸器グラフィック波形

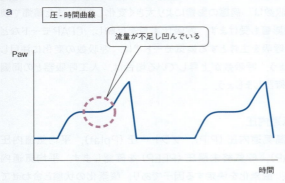

a 圧 - 時間曲線

流量が不足し凹んでいる

Paw

時間

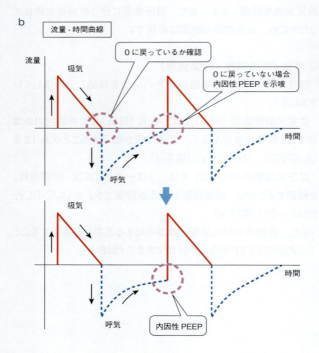

b 流量 - 時間曲線

流量

吸気

0に戻っているか確認

0に戻っていない場合内因性PEEPを示唆

時間

呼気

吸気

時間

呼気

内因性PEEP

④換気量

一回換気量や分時換気量の変化から呼吸筋疲労や呼吸筋萎縮の徴候がないか統合的に評価をします．また，調節換気では，設定値に見合った換気量なのかを確認することが必要です．

引用・参考文献〈第1章-1〉

1) Tobin, M.J.（Ed.）: Principles and Practice of Mechanical Ventilation. McGraw-Hill Education Medical.2015.
2) Branson,R.D.（Ed.）: Critical Care Ventilation. Elsevier. 2017.
3) Hess,D.R.（Ed.）: Respiratory Care: Principles and Practice. Jones & Bartlett Learning. 2014.
4) Roussos,C.,& Koutsoukou,A.（Eds.）: Respiratory Muscles: Function, Dysfunction and Rehabilitation. Springer. 2018.
5) 安宅一晃監: 誰もここまで教えてくれなかった なるほど人工呼吸管理. 呼吸器ケア 2018年冬季増刊，メディカ出版，2018.

II 人工呼吸器が必要となる患者とは

- 人工呼吸器は,自発呼吸で酸素化や換気が十分に行えず,呼吸障害に伴い呼吸困難感が強く出現した場合に,呼吸をサポートする機器です.
- 主な目的は,①適切な換気量の維持,②酸素化の改善,③呼吸仕事量の軽減(努力呼吸の軽減)の3つです.

◆人工呼吸器の役割

呼吸

脳幹
(呼吸中枢,呼吸調節中枢)

→ 刺激 →

呼吸筋
(呼吸運動)

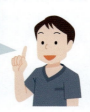

肺の膨張・収縮

・適切な換気量の維持
・酸素化の改善
・呼吸仕事量の軽減
 (努力呼吸の軽減)

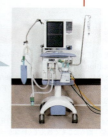

第1章 人工呼吸は"なぜ"行う？

　人が生命活動を維持していくためには，エネルギーが必要になります．そのエネルギーを産生するために重要なものが酸素です．呼吸器系の異常によって酸素の取り込みが障害されると，身体は効率的にエネルギーを作り出せなくなってしまいます．

　そこで，人工呼吸管理により呼吸（外呼吸）の代行やサポート，呼吸困難感の軽減を行っている間に，呼吸障害の原因を治療していくのです．

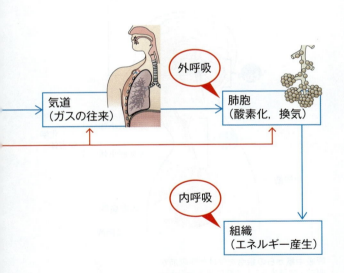

換気障害のある患者

1. 呼吸調節のメカニズム

普段，私たちの呼吸は無意識（不随意的呼吸）に行われていますが，そこには**中枢化学受容野**，**末梢化学受容体**による不随意的な呼吸調節が大きくかかわっています（**図1**）．

図1 呼吸調節のメカニズム

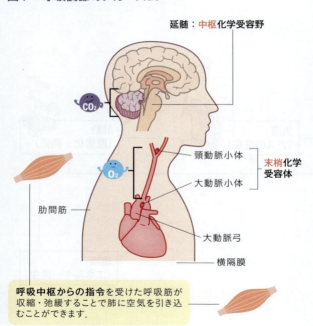

化学的調節のうち,中枢化学受容野は延髄に存在し,主に動脈血二酸化炭素分圧($PaCO_2$)やpHを感知しています.

末梢化学受容体は,頸動脈と大腿動脈に存在し,主にPaO_2を感知しています.

これら化学受容体が呼吸中枢のある延髄へ情報をフィードバックし,呼吸中枢からの指令を受けた呼吸筋(安静時吸気:主に横隔膜と肋間筋)が収縮と弛緩することで胸郭が可動し,肺に空気が引き込まれます.

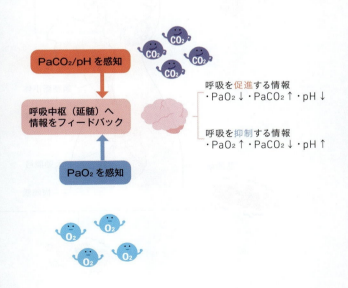

2. 換気障害とは

　肺胞において，血液から二酸化炭素が放出され，呼気時に体外に排出されることを**換気**といい，血液に酸素が取り込まれることを**酸素化**といいます．

図2　換気障害の原因

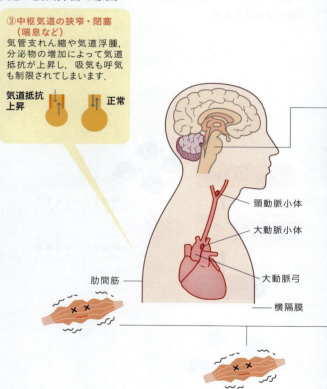

③**中枢気道の狭窄・閉塞（喘息など）**
気管支れん縮や気道浮腫，分泌物の増加によって気道抵抗が上昇し，吸気も呼気も制限されてしまいます．

気道抵抗上昇　　正常

頸動脈小体
大動脈小体
大動脈弓
横隔膜
肋間筋

換気障害とは，**①呼吸中枢の障害**，**②呼吸筋力の低下や萎縮**，**③中枢気道の狭窄・閉塞**などによって，換気が障害されることで，$PaCO_2$の上昇を認めることがあります（図2）.

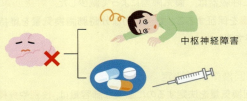

①呼吸中枢（延髄）の障害
呼吸運動に関した指令が出せなくなってしまいます．

中枢神経障害

オピオイド系（モルヒネ・フェンタニル），プロポフォール，ミダゾラムなどの影響で呼吸が抑制されてしまうことがあります．

②呼吸筋の低下や萎縮
神経筋疾患（ギランバレー症候群・重症筋無力症など）や，呼吸筋の萎縮・胸郭異常などによって，呼吸筋が機能しなくなり，肺に空気を取り込むことができなくなってしまいます．

3. 換気障害のある患者の人工呼吸管理

換気は,「1分間にどの程度,肺胞で換気が行われたか」ということに依存し,その換気効率は分時肺胞換気量に大きく影響を受けます.

> 分時肺胞換気量＝呼吸回数×肺胞換気量
> ＝呼吸回数×（一回換気量-死腔換気量）

解剖学的死腔
→p41 図5参照

人工呼吸器は,換気障害によって減少した,**呼吸回数**や**一回換気量**を保証することで,適切な分時肺胞換気量を維持させることができます.

1) 一回換気量の決定

一回換気量を決定するのに重要な肺容量は,**性別**や**身長**によって個人差があります.肺容量に対して,過剰な換気量を設定してしまうと,気胸などの肺合併症を引き起こすリスクが上昇してしまいます.

人工呼吸管理における一回換気量のおおよその目標値は体重あたり**6〜8mL/kg**となっています.ここで指標とするのは実体重ではなく,**予測体重**となっています.あらかじめ作成した,一回換気量換算表(**図3**)などを活用すると便利です.

> **参考 予測体重の求め方**
>
> 男性：50＋0.91×（身長cm－152.4）
> 女性：45.5＋0.91×（身長cm－152.4）

図3　一回換気量換算表の例

【男性】

身長 [cm]	理想体重 [kg]	6mL/ kg	8mL/ kg
140	38.7	232	310
142	40.5	243	324
144	42.4	254	339
146	44.2	265	353
148	46.0	276	368
150	47.8	287	383
152	49.6	298	397
154	51.5	309	412
156	53.3	320	426
158	55.1	331	441
160	56.9	341	455
162	58.7	352	470
164	60.6	363	484
166	62.4	374	499
168	64.2	385	514
170	66.0	396	528
172	67.8	407	543
174	69.7	418	557
176	71.5	429	572
178	73.3	440	586
180	75.1	451	601

【女性】

身長 [cm]	理想体重 [kg]	6mL/ kg	8mL/ kg
140	34.2	205	274
142	36.0	216	288
144	37.9	227	303
146	39.7	238	317
148	41.5	249	332
150	43.3	260	347
152	45.1	271	361
154	47.0	282	376
156	48.8	293	390
158	50.6	304	405
160	52.4	314	419
162	54.2	325	434
164	56.1	336	448
166	57.9	347	463
168	59.7	358	478
170	61.5	369	492
172	63.3	380	507
174	65.2	391	521
176	67.0	402	536
178	68.8	413	550
180	70.6	424	565

2) 呼吸回数の決定

　前述したように，一回換気量は患者ごとにある程度決まってきます．そのため，分時肺胞換気量の調整は，主に換気回数で行います．

> **二酸化炭素が上昇している場合**
> 　→人工呼吸器の設定：換気回数を増やす
> **二酸化炭素が低下している場合**
> 　→人工呼吸器の設定：換気回数を減らす

　ただし，呼吸回数を増やしすぎると，1回の呼吸サイクルにおける呼気時間が短縮してしまうため，注意が必要です．

4. 臨床で多くみられる換気障害

換気障害の原因の中で，呼吸中枢の障害，呼吸筋力の低下や萎縮など肺外の病変によるものは，肺自体が正常であることが多いとされています．

人工呼吸管理を行ううえで，注意が必要なものが喘息などにみられる，中枢気道の狭窄です．

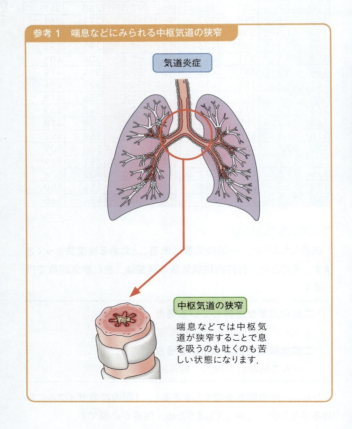

参考1　喘息などにみられる中枢気道の狭窄

気道炎症

中枢気道の狭窄

喘息などでは中枢気道が狭窄することで息を吸うのも吐くのも苦しい状態になります．

5. 喘息の病態と人工呼吸管理の目的

　喘息の病態は気道抵抗の上昇（p30，図2 換気障害の原因を参考）に伴う，**中枢気道の狭窄**です．空気の通り道である気道が狭窄しているので，息を吸うのも・息を吐くのも苦しい状態といえます．そのような状態では，患者が呼吸することに疲れてしまい，換気がさらに障害されるため，動脈血二酸化炭素分圧が上昇してしまいます．

　そこで人工呼吸管理によって，**適切な換気量の維持と呼吸筋の休息**を図ります．

6. 人工呼吸管理における注意点

　人工呼吸管理を行うと，吸気は設定した通りにサポートしてくれますが，**呼気は**患者によって**受動的**に行われます．つまり人工呼吸は，**「息を吐く」ことに対して補助ができない**，もしくは補助しづらいということになります．

　人工呼吸によって，空気をどんどん送気することができても，しっかり吐き出すことができずに，次の呼吸が開始されてしまうと，肺は膨らみ続け**過膨張**をきたしてしまいます．肺過膨張による弊害として以下の2つがあげられます（図4）．

図4　肺過膨張の弊害

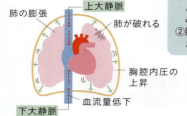

①血圧の低下（胸内圧上昇によって静脈還流が減少するため）
②肺実質の損傷（肺過膨張に耐えきれず，肺が破れてしまう）

喘息のように呼気制限がある場合の人工呼吸管理は**「息が吐ききれているか」「呼気時間の確保」**という点に着目します．呼気時間確保に関する設定は以下のものがあります．

- **換気回数を減らす**（一回の呼吸サイクルにおける呼気時間が延長します）
- **一回換気量を減らす**（吸気時間が短縮され，呼気時間が延長します）
- **吸気時間を減らす**（同じ呼吸回数では吸気時間を短縮することで，呼気時間が延長します）

さらに，息が吐ききれているかを確認するには，人工呼吸器のグラフィックモニタで呼気流量波形が呼気終末で基線まで戻っているかを確認する必要があります．

図5のように，呼気の終わりが基線まで戻ることなく次の吸気が開始されてしまうと，余分な圧が残り，肺胞内圧は上昇します．これを**「auto-PEEP（内因性PEEP）」**といい，肺過膨張の要因となってしまいます．

このauto-PEEPは両側性の呼吸音減弱でも観察することができるため，グラフィックモニタとあわせて，患者の身体所見も観察していくことが重要です．

図5　auto-PEEP

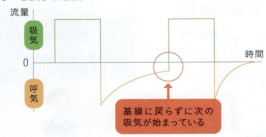

2 酸素化障害のある患者

低酸素血症を呈する呼吸不全の定義は，**室内空気吸入下で動脈血酸素分圧（PaO_2）が60mmHg以下**の状態とされ，動脈血二酸化炭素分圧（$PaCO_2$）の値によってⅠ型呼吸不全とⅡ型呼吸不全に分類されます．

Ⅰ型呼吸不全は$PaCO_2$が45mmHg以下とされ，拡散障害や換気血流比不均衡，シャントが主な原因となります．

Ⅱ型呼吸不全は$PaCO_2$が45mmHgを超えるものであり，肺胞低換気が主な原因となります（表1）．

表1 呼吸不全の分類

	肺胞低換気	拡散障害	換気血流比不均衡	シャント
代表的な疾患	神経筋疾患 COPD増悪	間質性肺炎 心不全	肺塞栓 肺気腫 心不全 ARDS	ARDS 心不全 肺炎
PaO_2	低下	低下	低下	低下
$PaCO_2$	上昇	正常	正常	正常 または 上昇（重症）
呼吸不全の分類	Ⅱ型	Ⅰ型	Ⅰ型	Ⅰ型

- Ⅰ型呼吸不全＝酸素化の障害（低酸素血症）
- Ⅱ型呼吸不全＝換気の障害（低酸素血症＋高二酸化炭素血症）

COPD；chronic obstructive pulmonary disease, 慢性閉塞性肺疾患
ARDS：acute respiratory distress syndrome, 急性呼吸促迫症候群

1. 低酸素血症の原因

低酸素血症を呈する病態として以下の4つがあげられます．
- 拡散障害
- 換気血流比不均衡
- シャント
- 肺胞低換気

1）拡散障害（図1）

拡散障害の代表的な疾患としては，間質性肺炎があげられ，肺胞の炎症や間質への滲出液貯留，細胞膜の肥厚が原因で，酸素と二酸化炭素の拡散が障害された病態をいいます．ただし，二酸化炭素は酸素に比べ20倍以上の速度で拡散が行われます．そのため，通常は拡散障害で高二酸化炭素血症は起こりません．

拡散障害では，拡散そのものの時間が延長するため，運動などで心拍出量が増えて，血液の毛細血管通過時間が短くなると，酸素の受け渡しが不十分なままの血液が全身へ多く循環するため，**低酸素血症**をきたしやすくなります．

安静時の酸素化だけを評価するのではなく，**労作時に呼吸困難が生じていないか確認する**ことも重要となります．

図1 拡散障害

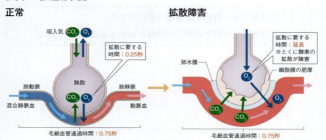

2) 換気血流比不均衡（図2）

　換気血流比不均衡とは，換気されている肺胞と血流の分布がミスマッチした状態といえます．呼吸器系の障害によって，この換気血流比不均衡が極端に大きくなることで，低酸素血症を呈します．

　換気血流比不均衡の原因として**「換気はあるが血流が少ない状態」**，**「血流はあるが換気が少ない状態」**に分けて考えることができます．

図2　換気血流比不均衡

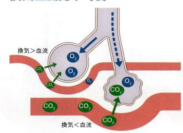

換気はあるが血流が少ない状態とは（換気＞血流）
肺血流が減少するような肺血栓塞栓症や，肺気腫による肺胞毛細血管の破壊などがあります．

血流はあるが換気が少ない状態とは（換気＜血流）
肺炎などで肺胞内に水分や分泌物が貯留し，拡散が障害されている状態のことを指しています．

3) シャント (図3)

シャントとは，肺に血流はあるものの，気道や肺胞が分泌物などによって閉塞もしくは虚脱し，**換気が全くない状態**をさします．ガス交換ができていない血液が左心系に流入して，全身に流れることで，低酸素血症を呈します．

このシャント率が30％以上になると酸素吸入をいくら行っても，低酸素血症は改善しません．原因としては肺水腫などが考えられます．

図3 シャント

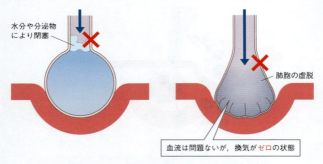

4) 肺胞低換気 (図4)

肺胞低換気とは，吸気量の減少により換気に必要な空気（解剖学的死腔＜換気量，図5）を十分に取り込むことができず，換気が障害（低酸素血症＋高二酸化炭素血症）されている病態をいいます．

図4 肺胞低換気

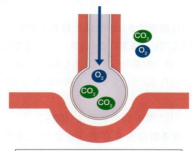

有効な換気を行うだけの酸素の取り込みが不足

図5 解剖学的死腔

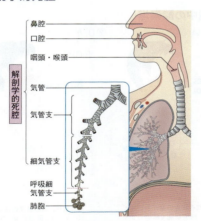

空気は「解剖学的死腔」とよばれる，ガス交換に関与しない場所を通って肺胞までたどりつきます．解剖学的死腔は成人で約150mL程度あり，正常な一回換気量が500mLとすると，実際に肺胞でガス交換に関与するのは350mL程度で，残りの150mLは解剖学的死腔に漂い残ってしまいます．

第1章 人工呼吸は"なぜ"行う？

2. 酸素化障害のある患者の人工呼吸管理

酸素投与では改善できない酸素化障害を認めた場合に，人工呼吸器を導入していきます．このとき，酸素化を改善する方法として，**「肺胞の中の酸素を増やす」**もしくは**「肺胞から血液へより多くの酸素が流れるようにする」**，2通りの方法があります．

1) 肺胞の中の酸素を増やす方法（図6）

純粋に吸入する酸素濃度（F_IO_2）を増やすことで，肺胞における酸素分圧を増やすことができます．

肺胞における酸素分圧を，**肺胞気酸素分圧（P_AO_2）**といいます．

図6　肺胞中の酸素増

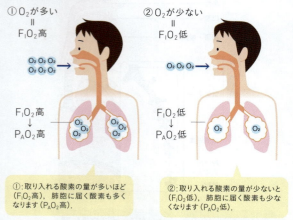

①：取り入れる酸素の量が多いほど（F_IO_2高），肺胞に届く酸素も多くなります（P_AO_2高）．

②：取り入れる酸素の量が少ないと（F_IO_2低），肺胞に届く酸素も少なくなります（P_AO_2低）．

宇山閑文：WEB動画で学ぶ人工呼吸器管理 基礎がわかれば実践できる．p.37，金芳堂，2020を参考に作成

肺胞気酸素分圧は，肺胞気式によって規定されています．

$$P_AO_2 = (大気圧 - 水蒸気圧) \times F_IO_2 - PaCO_2 / 呼吸商$$

肺胞気式では「大気圧：760mmHg，水蒸気圧47mmHg（37℃のとき），呼吸商は0.8」となるので，F_IO_2の影響を大きく受けるということがわかります．

- F_IO_2=0.21の場合（$PaCO_2$=40mmHgと仮定）
  P_AO_2=100mmHg
- F_IO_2=1.0の場合（$PaCO_2$=40mmHgと仮定）
  P_AO_2=663mmHg

〈高濃度酸素投与の注意点〉

吸入酸素濃度を上げるだけで，肺胞気酸素分圧が著明に上昇することがわかります．ここだけを見ると，酸素化障害が改善するならば，高濃度の酸素を投与し続ければよいと考えるかもしれません．

しかし，酸素投与は無害な治療ではありません．**吸収性無気肺や肺の炎症性変化**が起きる可能性があり，**必要以上に高い濃度の酸素投与は避ける**必要があるのです．

さらに，高いSpO_2やPaO_2を目標に酸素濃度を調整している場合，患者に生じた変化に気づけない可能性があるのです．酸素解離曲線（**図7**）を用いて解説していきます．

図7　酸素解離曲線

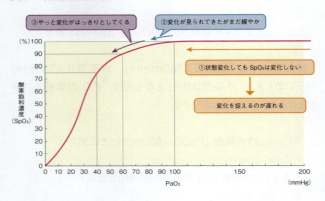

PaO_2が100mmHg以上の場合、モニタリングしているSpO_2は常に100％になります。ここでPaO_2が200mmHgから100mmHgへ低下した場合でもSpO_2は100％であることに変わりはないため、容態変化の発見が遅れる可能性があるのです。

FCR：functionalresidual capacity：機能的残気量

2）肺胞から血液へより多くの酸素が流れるようにする方法

シャント（肺水腫など）により，低酸素血症をきたした場合，吸入酸素濃度を100％にしても，肺胞に酸素が取り込まれない，酸素化障害は改善できません．酸素化を改善するためには，肺胞内にたまった水腫液等をドレナージすることが必要です．また，酸素化に影響を及ぼす重要な役割を果たすのが，**機能的残気量**（図8）（FRC）になります．

図8 機能的残気量

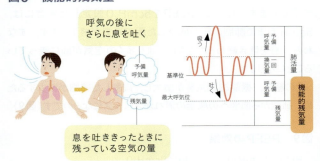

安静時の呼吸をイメージしてください，息を吐いた後，頑張ればもう少し吐くことができます．これが**予備呼気量**です．それでも肺胞は虚脱することなく，空気が残っています．これが**残気量**になります．この2つを合わせて機能的残気量といいます．

肺でのガス交換は吸気に限らず，呼気でも行われています．そのため，機能的残気量が多い方がガス交換の効率が高くなります．**虚脱する肺胞が増加**し，**機能的残気量が減少**すると，**ガス交換が障害**され，**酸素化が低下**します．酸素化の改善において，機能的残気量を保つように呼吸管理を行うことは重要なポイントになります．

3) PEEPの効果

人工呼吸管理中の患者では，呼気終末陽圧（PEEP）※を設定することで，機能的残気量を増やすことができます．

つまり，息を吐いても肺がそれほど小さくならないように，人工呼吸器によって患者の呼気終末に陽圧を加えるのです．

例えば人工呼吸管理中，吸気時に15cmH$_2$Oの圧が肺胞にかかっていたと仮定します．吸気時に15cmH$_2$Oになった肺胞の圧は，呼気で次第に下がり，PEEPがなければ0cmH$_2$Oまで下がります．しかし，PEEPを5cmH$_2$O設定した場合には，5cmH$_2$Oまで肺胞の圧が低下した所で呼気が終了します．すなわち，息を吐き終わったときに，より多くの空気が肺に残っていることになります．

その結果，機能的残気量が増大し，虚脱した肺胞が減少するため，肺胞から血液への酸素の流れがスムーズになるのです（図9）．

図9　PEEPの効果

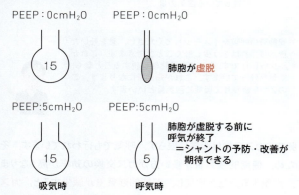

※PEEP：positive end-expiratory pressure, 呼気終末陽圧呼吸時に肺胞が完全に虚脱しないよいう（気道内圧が0cmH$_2$Oにならないよう），肺胞内に一定の陽圧をかける人工呼吸器の補助機能のこと．

〈PEEPの注意点〉

しかし，F$_I$O$_2$同様にPEEPも高ければ高いほどいいというわけではありません．過剰なPEEPの弊害として，胸腔内の圧が上昇することにより静脈還流量が減少し，血圧低下を招くことがあります．さらに，肺が過膨張することにより，肺毛細血管の圧排や肺弾力性低下につながることもあるのです．

したがって，PEEPとF$_I$O$_2$は適正値を見きわめて調整していく必要があります．

Memo

呼吸困難感が強い患者

1. 呼吸困難のメカニズム

呼吸困難は**努力呼吸（吸気：胸鎖乳突筋など，呼気：腹直筋など）**を伴う苦痛性呼吸と定義されています．

呼吸運動の際に，**気道抵抗の上昇**や，**肺・胸郭コンプライアンス※の低下**などがあると，呼吸中枢の指令と各受容器の間で情報にミスマッチが生じてしまいます．その不快な情報が大脳皮質にも伝達されると，人は呼吸困難を感じます（図1）．

呼吸困難感は身体が発する危険信号であり，見逃してはいけない重要な徴候です．

> ※コンプライアンス
> 肺や胸郭の膨らみやすさ（伸展性）のことをコンプライアンスといいます．
> コンプライアンスが低下している場合，膨らみにくい肺や胸郭を広げようとするため，呼吸筋が行う呼吸仕事量は増大します．

図1 呼吸困難のメカニズム

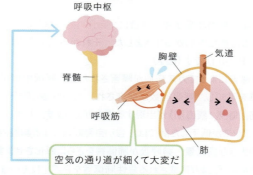

空気の通り道が細くて大変だ

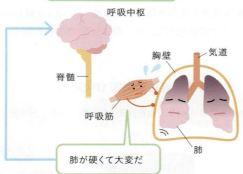

肺が硬くて大変だ

田中竜馬：Dr竜馬の病態で考える人工呼吸管理，p.15，羊土社，2014を参考に作成

> 呼吸中枢からの指令を受けて，呼吸を促進しようとしますが，気道抵抗上昇や肺・胸郭コンプライアンス低下などによって，指令通りに酸素を取り込めません．
> 呼吸中枢からの指令と各受容器からの情報との間にミスマッチが生じます（→呼吸困難感）

第1章 人工呼吸は"なぜ"行う？

2. 自発呼吸による肺傷害

近年，努力呼吸が強い場合に，**自発呼吸により肺傷害**を悪化させる可能性がわかってきました．それが**自発呼吸誘発性肺傷害**[1]（P-SILI）です（図2）．

肺傷害によってガス交換が障害された際，呼吸中枢が呼吸困難感を感知し，呼吸回数が促進され，努力呼吸（吸気：胸鎖乳突筋，呼気：腹直筋）が出現する場合があります．しかし，コンプライアンスが低下した肺では，強い自発呼吸による胸腔内圧の低下や大きな換気量，頻呼吸が肺傷害をさらに悪化させます．この負のループにより形成される急性肺傷害をP-SILIといいます．

呼吸困難感や努力呼吸の出現など，P-SILIが疑われる状況下では，人工呼吸管理により，**努力呼吸の改善**を図る必要があります．

図2 自発呼吸誘発性肺傷害（P-SILI）

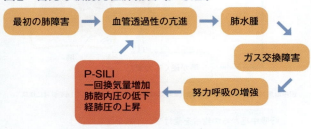

文献1)を参考に作成

P-SILI：patient self-inflicted lung injury, 自発呼吸誘発性肺傷害

3. 呼吸仕事量の増大

呼吸筋が収縮して胸郭を広げることを，**呼吸仕事量**といいます．気道抵抗の上昇や肺・胸郭コンプライアンスの低下などがみられる場合には，呼吸仕事量が増大するため，呼吸補助筋を使用するようになります．

このときにみられるのが，**頻呼吸や努力呼吸**です．この負荷が持続すると呼吸筋が疲弊し，**呼吸筋疲労**を起こしてしまいます．これは，休息によって回復しうるものですが，呼吸困難感や全身疲労感，低酸素血症などの原因になってしまいます．そこで，人工呼吸管理による呼吸サポートによって増加した**呼吸仕事量の軽減**と，**呼吸筋の休息**を図ります．

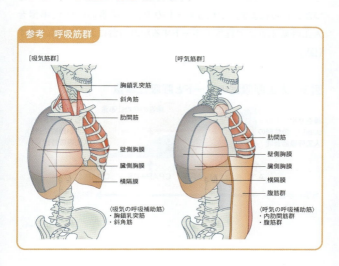

参考　呼吸筋群

4. 人工呼吸器のモード（換気様式）

呼吸不全の病態や，それに伴う患者の呼吸仕事量増大によって，呼吸様式は変化します．この呼吸様式の変化に応じて，**人工呼吸器のモード（換気様式）** を変化させることで，呼吸困難感や呼吸仕事量を軽減し，呼吸筋を休めることができます．

モードには「設定された間隔通りに，息を吸わせて，息を吐かせる」ものだけでなく，「自発呼吸を感知し，息を吸うタイミングを決める」「自発呼吸を感知したら，人工呼吸器が少しサポートをする」などさまざまなものがあります．

実際に使用される主なモードとして **A/C（補助/調節換気）**，**SIMV（同期式間欠的強制換気）**，**CPAP（持続自発換気）** の3つがあげられます．これらモードの違いは患者の呼吸仕事量を人工呼吸器がどの程度サポートするかの割合によって異なります（図3）．

図3　人工呼吸器のモードと呼吸仕事量

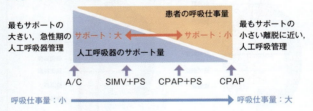

5. グラフィックモニタとは

患者の呼吸に関連した情報（吸気・呼気）を，**気道内圧**や吸気流量の変化，**一回換気量の推移**といった項目ごとに可視化し，その形の違いによって正常か異常かをとらえることができるものです．

近年の人工呼吸管理は自発呼吸を温存することを基本としていますが，それにより患者の呼吸様式と人工呼吸器設定が同調しているか，患者の快適性は保たれているかなどの観察がより重要になってきました．

患者の身体所見とあわせてグラフィックモニタを観察することで，それらの評価をより正確に行うことができます．

グラフィックモニタを観察する目的としては，以下の2つがあげられます．

目的①：患者と人工呼吸器の同調性や快適性の評価
目的②：陽圧換気に起因する合併症の予防

図4 各モードの正常波形

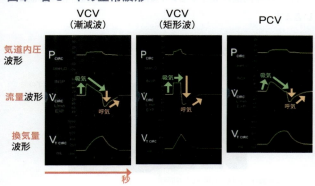

1) 気道内圧 - 時間曲線

吸気として送気されたガスが，気道抵抗などによって，気道内にどのような**強さ**で流れてくるかを表示しています．

2) 流量 - 時間曲線

吸気や呼気が呼吸回路内を流れるときの**速さ**を表示しています．

3) 換気量 - 時間曲線

呼吸回路内のガスが出入りするときの**量**を表示しています．

6. 患者 - 人工呼吸器非同調（図5）

患者 - 人工呼吸器間の非同調（以下，非同調）とは，人工呼吸器のサポート量やタイミングが患者の望むサポート量と合っていない状態をいいます[2]．

非同調が，**呼吸困難感**や**呼吸仕事量の増大をもたらすという報告**[3]だけでなく，**人工呼吸期間の延長**[4]，患者予後への影響も指摘されています．

ここでは非同調が発生するタイミングを，3つに分けて解説していきます．

図5 非同調のタイミング

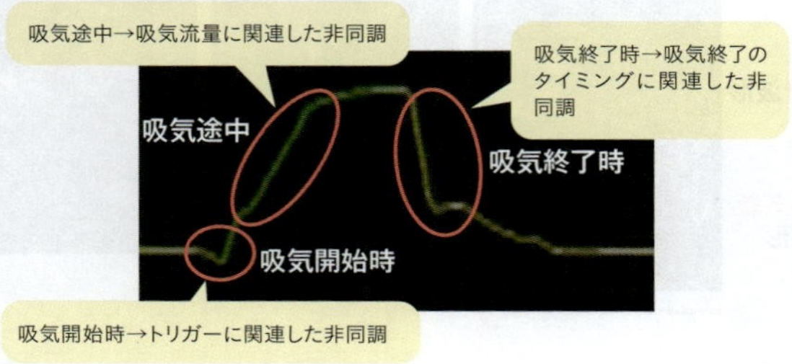

吸気途中→吸気流量に関連した非同調

吸気終了時→吸気終了のタイミングに関連した非同調

吸気途中

吸気終了時

吸気開始時

吸気開始時→トリガーに関連した非同調

1) 吸気開始時 ➡ トリガーに関連した非同調

吸気開始時に発生する非同調は3つあります（図6〜8）．

図6　ミストリガー

患者の吸気努力を，人工呼吸器が感知できていないために発生します．

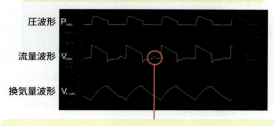

原因：トリガー感度が鈍感・弱い吸気努力・オート-PEEPなどが原因となります．

対応：・トリガー感度を鋭敏にする
　　　・過剰な鎮痛，鎮静により吸気努力の低下がある場合は鎮痛，鎮静薬を調整
　　　・オートPEEPを解除する（換気回数を下げる・一回換気量を下げる・吸気時間を短くする）などの原因に応じた対応が必要になります．

図7　オートトリガー

患者さんは吸気努力していないのにもかかわらず，自発呼吸ありと，誤認識して送気を開始してしまうために発生します．

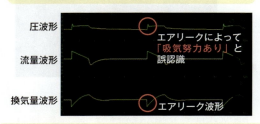

原因：・鋭敏すぎるトリガー感度設定（設定値が低すぎる）
　　　・呼吸回路からのエアリーク・呼吸回路内の結露などが原因で発生します．

対応：・適切なトリガー感度の調整（設定値を上げる）
　　　・エアリークが発生している場合は呼吸回路交換
　　　・結露が貯留している場合は，呼吸回路内結露を除去するなどの原因に応じた対応が求められます．

図8 ダブルトリガー

人工呼吸器からの吸気終了直後,再度,吸気がトリガーされ,吸気が2回連続して発生している状況です.

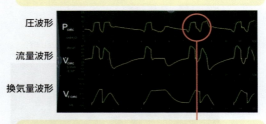

原因:患者の自発呼吸に対して,設定吸気時間や設定一回換気量が不足しているため発生します.

対応:患者の自発呼吸に応じた,設定吸気時間や設定一回換気量の調整が必要になります.

2) 吸気途中(吸気流量に関連した非同調)

吸気途中の非同調は,主に吸気流量が原因で発生します(図9).

図9 サギング

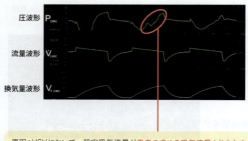

原因:VCVにおいて,設定吸気流量が患者の求める吸気流量より少なすぎることで発生します

対応:グラフィック波形を観察しながら吸気流量を増量します.PCVへの変更を検討します

3）吸気終了時（吸気終了のタイミングに関連した非同調）

吸気終了時における非同調は，2つに分けることができます（図10, 11）．

図10　人工呼吸器の吸気終了時間が早い

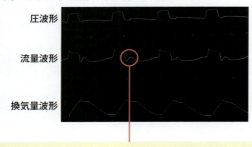

圧波形

流量波形

換気量波形

原因：・患者の吸気に対して，**設定した吸気時間が短い**（PCVの場合）
　　　・吸気に対して，**設定した一回換気量が少ない**（VCVの場合）などが原因で発生します

対応：・PCVであれば**吸気時間を長く**設定する
　　　・VCVであれば**吸気流量を下げる，一回換気量を増やす**などの対応が必要になります．

図11　人工呼吸器の吸気終了時間が遅い

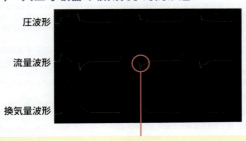

圧波形

流量波形

換気量波形

原因：・患者の吸気に対して，**設定した吸気時間が長い**（PCVの場合）
　　　・患者の吸気に対して，**設定した一回換気量が多い**（VCVの場合）などが原因で発生します

対応：・PCVであれば**吸気時間を短く**設定する
　　　・VCVであれば**吸気流量を上げる，一回換気量を減らす**などの対応が必要になります．

引用・参考文献〈第1章 - Ⅱ〉

1) Brochard,L,et al.Mechanical Ventilation to Minimize Progression of Lung Injury inAcute Respiratory Failure Am J Respir Crit Care Med.195(4):438-42,2017
2) Blanch,L,et al.Asynchronies during mechanical ventilation are associated with. mortality.Intensive care Med.41(4):633-41,2015.
3) Pierson DJ:Patient-ventilator interaction.:RespirCare.Feb;56(2):214-228.2011
4) Thille,AW.et al.Patient-ventilator asynchrony during assisted mechanical ventilation.Intensive Care Med.32(10):1515-22,2006.
5) 医療情報科学研究所編:看護がみえるvol3.フィジカルアセスメント.メディックメディア,2019.
6) 露木菜緒:初めての人が達人になれる 使いこなし人工呼吸器 改訂版第2版.南江堂,2016.
7) 道又元裕監:見てできる臨床ケア図鑑 ICUビジュアルナーシング 改訂第2版.Gakken,2021.
8) 近藤泰児監:見てできる臨床ケア図鑑 呼吸器ビジュアルナーシング.Gakken,2018.
9) 道又元裕監:新 人工呼吸器ケアのすべてがわかる本.照林社,2016.
10) 田中竜馬:Dr.竜馬の病態で考える人工呼吸管理.羊土社,2014.
11) 宇山閑文:WEB動画で学ぶ人工呼吸器管理 基礎がわかれば実践できる.金芳堂,2020.
12) 横山俊樹監:観察とアセスメントは解剖生理が9割 ICUナースのための解剖生理.メディカ出版,2022.
13) 長谷川翔:みんなの呼吸器Respica.20 (1),2022.
14) 尾野敏明:最強版 急性呼吸不全のフィジカルアセスメント.メディカ出版,2023.
15) 尾野敏明:ココだけ・コレだけ・だれでもわかる酸素療法.Gakken,2023.

Ⅲ 人工呼吸器の使用の実際

1 人工呼吸器回路と周辺のレイアウト

1. 加温加湿器と人工鼻，どちらを使う？

　私たちが普段する呼吸は，鼻腔・咽頭・喉頭で加温加湿されますが，気管挿管後は，この加温加湿する場所がバイパスされてしまい，気道粘膜や肺に，直接冷たく乾燥した空気が流れてしまいます．そのため，気道粘膜の障害や呼吸器合併症を起こす危険性があり，必ず加温加湿が必要です．

　加温加湿の方法として加温加湿器を使用する方法（図1）と人工鼻を使用する方法（図2）があります．加温加湿器を使用する場合は，人工呼吸器の回路に加温加湿器を組み込む必要があります．ここで押さえることは，**人工鼻と加温加湿器は併用禁**ということです．

　併用により人工鼻が閉塞し換気ができなくなる可能性があります．当院でも注意喚起が表示されています（図1）．

　人工鼻は患者の吐いた息の熱と水分をキャッチし，呼吸器の送気で戻ってくることで加温加湿されます．一般病棟でも，人工鼻を使用する頻度は増えています．

　人工鼻の仕組みが理解できていれば，例えば，「低体温では人工鼻の加温が不十分になる」「気胸などで胸腔ドレーンが挿入されている場合，ドレーン内に熱と水分が逃げてしまうため，人工鼻の加温加湿が不十分になる可能生がある」とわかると思います．

　筆者も実際に，人工鼻が全く加温加湿されていない場面に遭遇したことがあります．もし人工鼻が加温加湿されていない場面に遭遇した際に注意しなければならない点は，加湿器に変更した場合，**今まで固まっていた痰が水分を含むことで換気不良を**

起こす可能性がある，という点です．そのため，「適応を考慮し十分な観察すること」「変更する際は医師とリスクを共有して変更すること」「変更後の密な観察」を推奨します．

その他，人工鼻では死腔が増えるため，新生児や小児は加温加湿器を使用します．

図1　加温加湿器を使用する方法

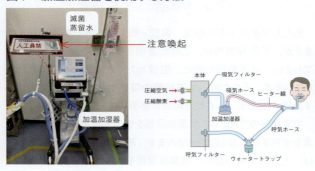

図2　人工鼻を使用する方法

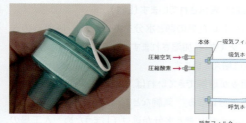

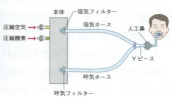

> **注意！**
> 加温加湿器と人工鼻の併用はしてはいけません！
> 人工鼻が閉塞し，換気ができなくなります！

2. 人工呼吸器の配置はどこが最適？

人工呼吸器の配置は，患者の重症度やADL，各施設の病室環境や設備にあわせます．例えば，ICUなどの重症患者では，患者の頭側に配置（図3）すると，モニターとともに人工呼吸器も観察しやすく，体位変換など複数人でケアに入る際にも，左右どちらからも回路が見やすく，トラブルを未然に防ぎやすいです．

当院ICUでも，重症患者は原則，頭側に配置し，離床状況や観察のしやすさ目的，患者の希望などにあわせてベッドの向きを変える際に，横側に配置（図4）しています．

図3 人工呼吸器の配置（頭上配置）

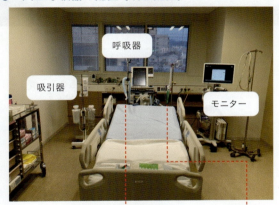

徒手的人工換気器具をすぐに使えるように配置
左：バックバルブマスク

右：ジャクソンリース

頭側への配置は，モニター・人工呼吸器の観察がしやすい，左右どちらからでも回路が見やすい，というメリットがあります．

図4　人工呼吸器の配置（横配置）

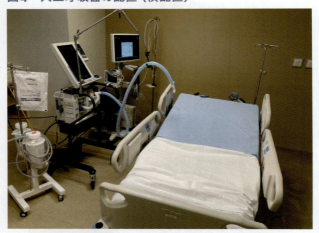

一般病棟では，病室内の広さの問題や，在宅医療の現場では呼吸器など小型のものも多く，横側に配置することが多いです．

3. 人工呼吸器の回路はどうする？

人工呼吸器の回路のポイントは以下の通りです．

◆回路には余裕を持たせ，容易に気管チューブが引っ張られることがないかを確認しておきます．

◆必ず人工呼吸器のストッパーがロックされていることを確認します．

◆呼吸器回路の接続部や屈曲・ねじれの有無だけでなく，電源コードや，酸素配管と圧縮空気配管の接続や屈曲・ねじれなども確認します．

◆加温加湿器の電源コードは人工呼吸器とは別に必要なため，使用している場合は加温加湿器の電源コードの接続を確認します．

◆結露の有無で加温加湿されていることも確認しましょう．勾配で回路内の水滴が移動し，気管内へ垂れ込まないようバスタオルなど使用し位置を調整します．

4. 人工呼吸器管理開始前，緊急時・災害時の対応

人工呼吸器の他に，酸素流量計，吸引器と接続チューブ・吸引チューブ・聴診器が必要です．また，自己抜去やトラブルなどに備え，ジャクソンリースやバッグバルブマスク，エアシールマスク，酸素延長チューブ・コネクターをすぐに使用できるように準備します．

緊急時・災害時に瞬時に対応できるよう，全てのスタッフで共通認識をもつため，配置場所も統一します．コード類も整理しましょう．図3，4は当院ICUの配置ですが，一般病棟でも，モニター，徒手的人工呼吸用器材，吸引は必ず準備します．

他にも，PPE，カフシリンジ，カフ圧計や自動カフ圧計，口腔ケア物品，血液ガスキットなど，施設で使用するものは物品があるか確認します．

人工呼吸器使用時のポイント

【人工呼吸管理を開始する際の必要物品】
- 酸素流量計
- 吸引器
- 接続チューブ
- 吸引チューブ
- 聴診器
- ジャクソンリースやバッグバルブマスク,エアシールマスク
- 酸素延長チューブ・コネクター

> すぐに使用できるように準備します!

【緊急時・災害時に瞬時に対応できるためにすること】
- 全てのスタッフで共通認識を持つため,配置場所も統一します.
- コード類も整理しましょう.
- 一般病棟でも,モニター,徒手的人工呼吸用器材,吸引は必ず準備します.

【その他】
- PPE(個人防護具)
- カフシリンジ
- カフ圧計や自動カフ圧計
- 口腔ケア物品
- 血液ガスキットなど
- 施設で使用するものは物品があるか確認します.

引用・参考文献〈第1章 - III - ①〉

1) 安本和正他:4:加温加湿器,第20回3学会合同呼吸療法認定士認定講習会テキスト,p.250-252,2015
2) 医薬品医療機器総合機構PMDA:医療安全情報 No.7 2009年1月
http://www.info.pmda.go.jp
3) 菅広信月:回路がわかって,それを組み立てられる.月刊ナーシング,35(1):31-33,2015.
4) 山形泰士:人工呼吸器の配置 人工呼吸器周辺のレイアウトができる.月刊ナーシング,35(1):34-36,2015.

2 人工呼吸器のセットアップ

1. 破損・亀裂・変形の有無，配線が正しいか

　まず，人工呼吸器本体や酸素・圧縮空気配管のホース，接続部の破損や亀裂，変形がないか確認します．さらに，回路（蛇管）の破損，接続部や回路を支持するアーム部分の破損や緩みがないかを確認します．

　加温加湿器を使用する場合は，前項①の図1（p60）を参照ください．加温加湿チャンバー，加温加湿器電源コードや温度プローブに破損がないか確認します．

　電源は，必ず緑もしくは赤（非常用電源）のコンセント（**図2**上部）に単独で接続します（タコ足配線はしない）．誤って抜かないよう，注意喚起を表示しておきます．

図1　アームの根元はとくに注意！

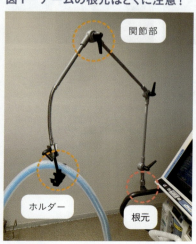

注意！
緩むと患者の顔に落ちたり，気管チューブ抜去につながる可能生があるので注意が必要です！

酸素配管（緑色）と圧縮空気配管（黄色）を，吸引配管と同じように中央配管に接続します（図2下部）．色でも識別されていますが，誤って接続されることがないよう，ピン方式で異なる形状になっており，誤接続できないようになっています．

図2　電源と配管

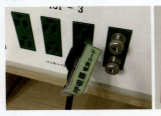
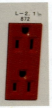

呼吸器は非常用電源がある

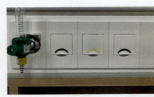

配管
緑：酸素、黄色：圧縮空気
ピン方式で付け間違えないようになっている（フールプルーフ構造）．

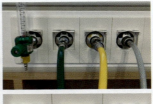

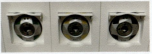

※圧縮空気をつくる機能のある呼吸器（タービン内臓）は，黄色のホースがない機種もあります．

2. 医療ガスの点検

人工呼吸器のセットアップとは直接関係ありませんが，必ず医療ガス点検を実施します．

酸素流量計から酸素が流れるか，吸引器も陰圧がかかるかどうか，どちらも必ず手を当てて確認します（図3）．

アウトレットの不具合だけでなく，準備時の接続不良や接続間違いなどで，すぐに使えないことがないようにします．

図3　医療ガスの点検

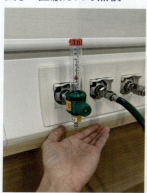

酸素が流れるか手を当てて確認します．

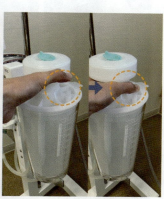

陰圧がかかるか手を当てて確認します．

各機種の使用手順に沿って，人工呼吸器本体の始業点検（セルフチェック）を行ってください．異常があればエラーメッセージが表示されます．各機器の始業点検が終わったら，点検表を用いて最終確認すると安全です．

装着時は，呼吸器が正常に作動しているかテスト肺を用いてランニングテストを行ってから，患者に装着します．

最終確認のポイント

- □ 加温加湿器が組み込まれているか
- □ 温度プローブは全て接続されているか
- □ 滅菌蒸留水(精製水)へスパイクを刺し,チャンバーに給水する
- □ エアポートのキャップは開ける(ソフトバッグでは不要だが,ミスのもととなるため開けるで統一)
- □ 加温加湿器本体の電源を確認したか

※滅菌蒸留水が空になる前に交換してください.空焚きの状態になり,乾燥した高温のガスが気道粘膜の損傷(熱傷)などの危険があります.

図4　加温加湿器使用の場合

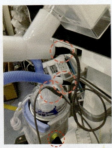
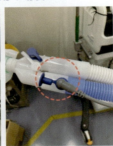

左:複数個所にプローブ接続部がある.　右:口元側も忘れずに接続する.
※コネクションの形状が異なるため確認し接続する.
※全てのプローブが接続されていることを確認する.

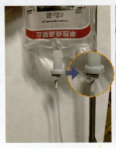
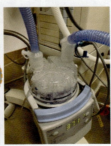

左:滅菌蒸留水へスパイクを刺し,エアポートのキャップを開ける(ソフトバッグでは不要だが,開けるで統一).
右:チャンバーに給水されてるか確認する.加温加湿器本体の電源が入っているか.

呼吸器使用中の点検表は，はじめのうちはどこを見ればよいかわからないと思います．画面とリンクさせた見本を使い，なければME室に作成を依頼しましょう（図5）．

図5　慣れるまでの点検表

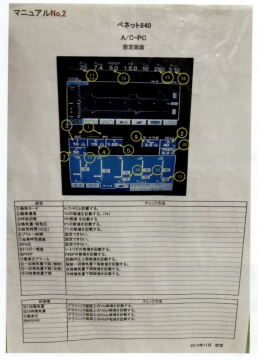

（大阪医科薬科大学病院）

引用・参考文献〈第1章 - Ⅲ - ②〉

1) 安本和正他：ll. 人工呼吸器の基本構造と保守および医療ガス　7医療ガスの基礎，第20回3学会合同呼吸療法認定士認定講習会テキスト．p.246-248，2015．

3 人工呼吸器と気管チューブのつなぎ方と固定

人工呼吸器とチューブを固定する前に、バイトブロックが必要か・不要かの判断を行い、テープが剥がれやすい状況では髭剃りや洗面など行います．

固定の介助に入るときの大事なポイントは、必ず**「気管チューブを持ちます」「離します」など声に出すこと**です．気管チューブ固定操作時は何が起こるかわかりません．**お互いに声に出し合いましょう**．

1. チューブの保持のポイント

固定の実際を確認していきましょう．チューブが動かないよう下顎を支点にし、2指または3指でチューブを保持します（図1）．気管チューブやジャバラだけを保持することがないようにしましょう．

図1 チューブの保持のしかた

2指での保持

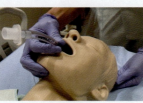

3指での保持

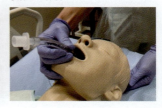

2. チューブの固定のポイント

 固定テープの巻き直しは1回/日行います．先ほども言いましたが，人工呼吸管理中は何が起こるかわかりません．トラブルに対応できるよう，必ず複数人で実施します．

 鎮痛・鎮静レベルや意識，精神状態の確認を行います．意識がある場合は，不快感や痛みなど確認し，患者が安心できるよう必ず説明してから行いましょう．

 汚染したときや固定の緩みがあれば，すぐに再固定します．固定方法は，テープ固定と専用の固定具を用いた方法があります．ここでは，テープを用いた4面固定について解説します．

〈4面固定の方法〉

 20〜25cm×2本のテープを用意します．開口時にチューブ位置がズレる可能性があるため，動きの少ない上顎に先に固定します．緩みがないようテープを軽く引っ張りながら，どちらかの頬骨部より貼り，チューブに2周巻き付け，鼻下から反対側の頬へ固定します．チューブに巻き付ける位置は，同じ位置で重ねて巻きます（図2）．

図2 4面固定（1本目）

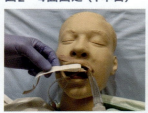
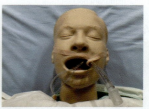

もう1本は下顎に同じように，1本目と逆回しに2周巻き付け，反対側に固定します（図3）．

図3　4面固定（2本目）

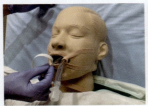
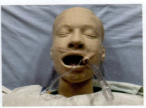

固定後の長さ，口唇や皮膚に過剰なテンションがかかっていないか，一回換気量確認や聴診を行います．

巻き直し時は固定位置も変更しましょう．剥がす際にリムーバーを使用した場合，必ず拭き取りましょう．

専用の固定具には，アンカーファスト（図4）があります．メーカーのホームページ※に使用手順や特徴をまとめた動画があります．

※アルケア株式会社ホームページ：https://www.alcare.co.jp/medical/product/nursing/tube-line-fixing/anchorfast.html

図4　アンカーファスト

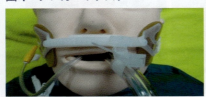

シャトルクランプをつまめば，簡単かつ1人でも気管内チューブを左右に移動できるため，皮膚トラブルを予防したり，口腔ケアを行いやすいという特徴があります．また，皮膚に優しく耐久性のあるラテックスフリーの皮膚保護剤を使用しています．

デメリットとしてはテープよりも高価である点です．使用期間は4〜7日です．

引用・参考文献〈第 1 章 - III - ③〉

1) アルケア株式会社：アンカーファスト｜商品情報｜アルケア株式会社（医療関係者向け）（alcare.co.jp）
2) 坂元美保：Part 7 チューブ固定器具．呼吸器ケア 夏季増刊，p.74-75，2018．
3) 手順書｜気管内チューブの固定方法｜医療用製品｜3M

4 人工呼吸器回路の交換

感染管理の点からは，人工呼吸器回路は1週間以内での交換は推奨されていません．ただし，目に見える汚染，機械的破損などを認めた場合は交換が必要です．

人工呼吸器回路の交換は，施設差はあるものの2週間毎など決めて交換している施設が多いと思います．各施設の状況に応じて実施してください．

人工呼吸器関連肺炎予防バンドルやCDCガイドラインでは**頻回な交換は人工呼吸器関連肺炎（VAP）のリスクが高まる**，とされています．これは，回路の汚染や患者の状態もあると考えられますが，人工呼吸器回路を開放することも，呼吸器感染症発症につながることを示しています．

私たちの気道には病原菌や感染症から守るための，いくつもの防御機構があります．例えば，私たちの気道はなぜこのぐらい長いのか，なぜガス交換に関与しない死腔が必要なのか，なぜ食事を飲み込むときは，息を少し吐いたタイミングで始まるのか，繊毛は何をしているのか，など，あげればきりがないほどです．

気管にチューブを入れることで，加温加湿機能が障害されるだけでなく，上気道をバイパスするために，さまざまな防御機構をすり抜けて，容易に肺に到達してしまいます．とくに人工呼吸器を装着する患者の多くは，呼吸状態が悪いことが多いです．これらのことを考慮すると，私たちの清潔手技や交換手技を含めて，慎重に実施しないと，呼吸器感染症を発症する危険性が高まると考えられます．

VAP：ventilator associated pneumonia, 人工呼吸器関連肺炎

1. 交換の実施

　必要物品を準備し，安全のため時間を決めます．患者の状態が安定していることを確認します．開始前は手指衛生や，PPEを行い感染予防に努めます．医師は徒手的換気を行うため，その他の人員で介助や交換を行います．

　回路交換や徒手的換気手技などにより，トラブルが起こることも考えられます．すぐに異常に気づけるよう，モニターの同期音はONにしてください．医師，看護師，臨床工学技士と協力し，人のいる時間に，複数人で実施します．受け持ちの場合は，必ずリーダー看護師に声をかけてから実施します．

　回路を交換する際は，患者や機器に水滴が入らないよう注意し，持ち上げないよう操作しましょう．

　加温加湿器使用の場合は操作が増えます．加温加湿器のチャンバーのセットや温度プローブ交換など，複数人で確認し，バイタルサインや換気量，身体診察に問題がないか確認します．交換後はチェックリストを用いて点検を行います．

引用・参考文献〈第1章 - Ⅲ - ④〉

1) 中本有史：回路の交換　人工呼吸器回路の交換が適切に行える．月刊ナーシング，35(1)：45-49，2015．
2) 安本和正他：ll．人工呼吸器の基本構造と保守および医療ガス，6 人工呼吸器に関する感染予防．
第20回3学会合同呼吸療法認定士認定講習会テキスト，p.262-263，2015．
3) 日本集中治療医学会：人工呼吸関連肺炎予防バンドル 2010改訂版．2010VAP.pdf (jsicm.org)

Ⅳ 人工呼吸器開始とモード

1 人工呼吸器の開始基準

皆さんは,どんなときに人工呼吸器を使用したほうがよいと思いますか？
呼吸停止している患者には間違いなく必要性があると判断できると思いますが,息が苦しそうな患者全員に人工呼吸器が使用されるでしょうか？
臨床で働く皆さんは,現場で判断に迷うことも多いかと思います.
そのために,人工呼吸器の開始基準を覚えておきましょう！ と言いたいところですが,開始基準は患者の疾患や状態によって異なります.

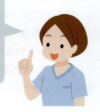

1. 人工呼吸器の役割

人工呼吸療法とは,「さまざまな病態により,呼吸状態が悪化している患者に対して呼吸を補助する」ために行われます.したがって,呼吸状態の悪化がどのような場合を指すのか,そこに人工呼吸器がどのように呼吸を助けるのかを理解することができれば,どのようなときに人工呼吸器を使ったらよいかもわかりそうな気がしませんか？

そのために,まずは人工呼吸器の役割を知りましょう.

人工呼吸器の役割は**1. 酸素化の改善**,**2. 換気の維持**,**3. 呼吸仕事量の軽減**,の3つに分けられます.

患者の状態	人工呼吸器の役割
1：酸素化の障害 2：換気の障害 3：呼吸仕事量の増大	1：酸素化の改善 2：換気の維持 3：呼吸仕事量の軽減

言い換えると，人工呼吸器がこの役割を果たさなくてはいけない状態である「酸素化の障害」「換気の障害」「呼吸仕事量の増大」が人工呼吸器を開始する「呼吸状態の悪化」を判断する指標となりそうです．

言葉で表すとわかりにくいため，どのような状態か，一つひとつ分けて考えていきましょう．

私たちは大気中から酸素を取り込み，二酸化炭素を吐き出しています．この過程をガス交換と言いますが，もう少し細かく分けると「体外から肺胞を介し血液に酸素が取り込まれる過程」を酸素化，「血液から肺胞を介し，体外へ二酸化炭素が排出される過程」を換気といいます．

これらの過程のどこかに異常が生じると，**ガス交換がうまくいかないために低酸素血症や高二酸化炭素血症による急性呼吸性アシドーシス**が生じます．

1) 酸素化の障害

人工呼吸器が使用されるときの酸素化の障害とは，「**適切な酸素療法を行っても低酸素血症が改善しない，または悪化傾向である**」場合です．

低酸素血症とは，
❶肺胞の中に酸素が十分に取り込めない**肺胞低換気**
❷肺間質が厚くなったり，水分が貯留したりすることによって酸素を取り込むまでに時間がかかる**拡散障害**
❸肺胞内の酸素と肺毛細血管の血流バランスが悪くなることでガス交換効率が低下する**換気血流比不均衡**

❹肺胞が虚脱することによりガス交換ができない**シャント**

の4つの要因で生じます．

これらの要因に対して，人工呼吸器では高濃度の酸素を確実に肺に送り込み，陽圧換気により**虚脱した肺胞を広げる**ことが可能です．その結果，肺胞と肺毛細血管のガス交換効率が上昇し，体内に酸素が取り込まれ，酸素化が改善します．

> 肺胞での異常

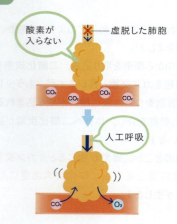

2) 換気の障害

人工呼吸器が使用されるときの換気の障害とは，「**肺胞換気量が低下し$PaCO_2$が上昇したことで急性呼吸性アシドーシスとなっている状態，またはそれに至りそうな切迫した状態**」の場合です．

このような換気の障害は主に

❶呼吸筋の萎縮や胸郭異常などによる**呼吸筋の機能低下**

❷痰の貯留や気道狭窄などによる**過剰な換気負荷**

❸脊髄損傷や筋弛緩薬などによる**神経筋伝達の異常**

❹鎮静剤などの薬物や延髄の障害などによる**換気ドライブ低下**

の4つの要因により生じます．

これらの要因に対して，人工呼吸器は設定された換気量，呼吸時間を確保できるように**呼吸を補助**します．その結果，ガス交換にかかわる肺胞換気量が増加し，体外へのCO_2排出が促進されて換気が改善します（図1）．

換気の障害

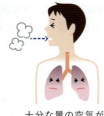
十分な量の空気が取り込めない

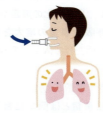
十分な量の空気を送り込める

図1　自然呼吸と人工呼吸の違い

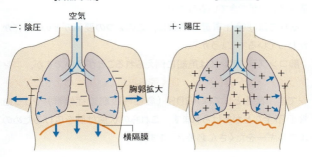

【自然呼吸】
－：陰圧
空気
胸郭拡大
横隔膜

横隔膜が収縮し，胸郭が広がることで胸腔内は陰圧となり，肺に空気が取り込まれる．

【人工呼吸】
＋：陽圧

人工呼吸器によりガスが送気されることによって胸腔内は陽圧となり，肺に空気が取り込まれる．

では,「低酸素血症や急性呼吸性アシドーシスがなければ人工呼吸器を装着しなくても大丈夫か?」と言われると, 答えは「NO」です.

　臨床でよく使用される酸素化の指標としてSpO_2やPaO_2, 換気の指標として$PaCO_2$があげられます. これらの値が正常範囲内であっても, 肩を揺らしながらゼーゼーと呼吸し, 話すこともままならない状態の人を目の前にして「酸素化も換気も問題ない!」と判断するのは何となく違う気がしますよね.

　それは, ①酸素化の障害や②換気の障害と同時に, 次に説明する③呼吸仕事量の増大を生じている場合が多く, そのため, 一概に**数値だけで人工呼吸器開始の判断はできない**のです.

3) 呼吸仕事量の増大

　呼吸仕事量とは簡単に言うと「**呼吸するのに必要なエネルギー**」です. この呼吸仕事量は肺のやわらかさ(=コンプライアンス)や気道の狭さ(=気道抵抗)によって決まります. 私たちは通常, 肺コンプライアンスは高く, 気道抵抗も小さいため, 呼吸仕事量は小さくなります. そのため, 何も意識せずとも負担なく呼吸することができているのです.

　それでは呼吸仕事量の増大に, この2つの要素がどのようにかかわっているでしょうか?

　肺コンプライアンスは風船に例えられることが多いですが, **コンプライアンスが低い肺は, 固く膨らみにくい風船のようなイメージ**です. 疾患としてはARDS(急性呼吸窮迫症候群)やうっ血性心不全などがあげられます. これらの状態は肺を広げるためのエネルギーをたくさん必要とします.

ARDS:acute respiratory distress syndrome, 急性呼吸窮迫症候群

> 呼吸仕事量の増大

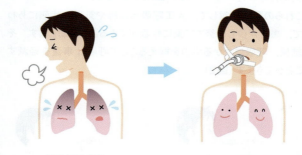

呼吸筋が疲労 → 呼吸仕事量の軽減

　また，肺が広がりやすくても，肺に入るまでの道（上・下気道）が狭ければ空気を取り入れることができません．この気道抵抗はストローの太さに例えられることがありますが，**気道抵抗が大きい状態は，細いストローのようなイメージ**です．疾患としては気管支喘息やCOPD（慢性閉塞性肺疾患）などがあげられます．この状態は肺に空気を届けるために，たくさんのエネルギーを必要とします．

　肺コンプライアンスが高く，気道抵抗が小さい場合でも呼吸仕事量が増大する場合があります．それは「**呼吸仕事量を補うだけの呼吸筋力がない場合**」です．

　私たちは呼吸仕事量に対し，それを補うだけの呼吸筋力が十分あるため，多少，呼吸仕事量が増えても呼吸困難に陥ることはありません．しかし，筋萎縮性側索硬化症（ALS）や重症筋無力症では，呼吸にかかわる横隔膜や外肋間筋などの呼吸筋力が低下しているため，十分に酸素を取り込むだけの呼吸ができません．

ALS：amyotrophic lateral sclerosis, 筋萎縮性側索硬化症

この状態は，呼吸仕事量に対して必要な呼吸筋力がないため，相対的に呼吸仕事量が増大することとなります．

これらの要因に対して，人工呼吸器は肺や気道の状態にあわせて，患者が少しの努力で楽に呼吸ができるよう補助します．その結果，呼吸にかかる労力を抑えることで呼吸仕事量を軽減することができます（**図2**）．

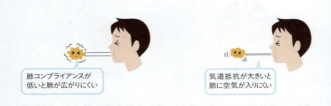

図2　人工呼吸器の働き

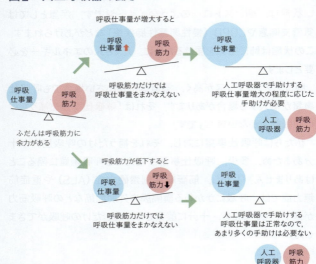

多くの場合，人工呼吸器を使用するような呼吸状態の悪化は先述した1)〜3)の問題が2つ以上組み合わさって生じているため，人工呼吸器開始の判断は個々の患者状態によって異なるというのが答えにならない答えです．

数値はあくまでも一つの判断材料です．**数値に捉われず，「今」の患者状態を把握し，「未来」の患者状態を予測したうえで，人工呼吸器の開始を判断することが大切です**．

Memo

人工呼吸器の量設定と圧設定

1. 量規定（従量式）換気と圧規定（従圧式）換気

人工呼吸器は生理的な呼吸とは異なり，肺を膨らませるためには人工呼吸器から肺にガスを送り込む必要があります．

このガスを送り込む様式として，**①量規定（従量式）換気**（Volume control ventilation：**VCV**）と**②圧規定（従圧式）換気**（Pressure control ventilation：**PCV**）の2つの換気様式に分けられます．

各モードの説明に入る前に，まず人工呼吸器のガスがどのように患者の肺に送られるかを理解しましょう．

①量規定換気と②圧規定換気の2つの大きな違いは，**ガスを送る方法を「量」で管理するか「圧」で管理するかの違い**になります（図1）．

表1　VCVとPCVの設定項目と相違点，モニタリング

規定項目	VCV	PCV
規定項目	一回換気量	気道内圧
吸気の調整	量	圧
換気量	一定	気道抵抗や肺コンプライアンスにより変化する
最高気道内圧	気道抵抗や肺コンプライアンスにより変化する	一定
酸素化に関する項目	F_IO_2，PEEP	
換気に関する項目	一回換気量 呼吸回数	吸気圧 呼吸回数
同調性に関する項目	吸気流量 吸気プラトー時間 トリガーの種類と感度	吸気流量 吸気プラトー時間 トリガーの種類と感度
モニタリング項目	気道内圧	一回換気量

VCVは送り込むガスの量を一定にして、PCVは送り込むガスの圧を一定にして換気を行います．

換気様式によって設定する項目が異なるため、モニタリング項目も異なります．

VCVとPCVの設定項目や相違点などをまとめると**表1**のようになります．

図1　VCVとPCV

VCV

A〜Dの中で肺胞状態が悪いもの（A,C）があり、ガスがほとんど入らない、または肺胞を傷めるかもしれない．しかしA〜D合計では決めた量を確実に送る．

決めた量に従って換気
気道内圧を観察する

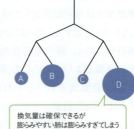

換気量は確保できるが
膨らみやすい肺は膨らみすぎてしまう

● VCVは設定された一回換気量を送気するので、換気量を維持できるが気道内圧は変化します．

PCV

A〜Dすべての肺胞にかかる圧を一定にすることで個々の肺胞が損傷することがないよう換気を行う．

ただし、A,B,C,D合計で何mLガスが入ったかは不明

決めた圧に従って換気
換気量を観察する

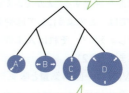

肺は傷めないが換気量が
少なくなるおそれ

一定以上の圧がかからないため
肺保護の観点では安全

● PCVは設定された吸気圧で送気するので、気道内圧を一定に保つが気道抵抗や肺のコンプライアンスによって一回換気量は変化します．

2. VCVとは？

　VCVは，**吸気時に設定された一回換気量が入るようにガスを送気する換気様式**です．VCVの場合は一回換気量，送気パターン，吸気流量を決める必要があります．VCVの送気パターンには大きく分けて，①矩形波，②漸減波という2つの吸気の入れ方から選択することができます．

　矩形波の場合は流量が最初から最後まで設定した吸気流量でガスを一定に流します．

　漸減波では最初に設定した吸気流量から徐々にガスの流量を減らしていく（漸減する）流れになります．漸減波は矩形波と比較して自発呼吸に近く，肺の過膨張の予防に効果があるとされています．

　吸気流量とは「どのくらいの速さでガスを送るか」ということです．そのため「呼気流速」ともいわれます．

　例えば，吸気流量が30L/分の場合，30L÷60秒＝500mL/秒となります．一回換気量を500mLに設定すると，1秒間ガスが送られることになります．

　VCVでは，一回換気量が固定される分，肺や気道にかかる圧が変わります．専門用語で言うと，**気道内圧や肺胞内圧が変化する**ということです．つまり，それらの圧の変化から肺や気道の状態を評価することができます．

　では，どのようにして肺や気道にかかる圧の変化を見ていくのでしょうか？　それは人工呼吸器のグラフィック波形から読み取れます（図2）．

　VCVは一回換気量と吸気流量を決めるため，吸気の流量波形に変化は見られません．しかし，呼気の**流量波形**や**気道内圧波形**は気道抵抗や肺コンプライアンスの影響を受けます．

　流量波形では，気道抵抗が大きくなると，気道が狭く空気が流れにくいため，呼気のピークフローは低下し，呼気時間は長くなります．

第1章 人工呼吸は"なぜ"行う？

図2 VCVのグラフィック波形（矩形波）

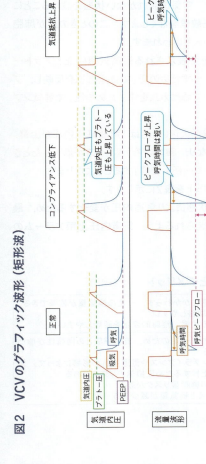

一回換気量は規定されているため、一定

肺コンプライアンスが低いと，硬い肺に設定されたガスを押し込むため，呼気で一気に空気が吐き出される結果，呼気のピークフローは高く，呼気時間は短くなります．

　VCVでの気道内圧波形は，吸気の終わりに最も高くなります．しかし，人工呼吸器で測定された気道内圧は「気道内圧＋肺胞内圧」であり，本当の肺胞内圧はわかりません．そのため吸気ポーズという休止時間により，空気の流れがない状態を設けることにより気道と肺にかかる圧較差をなくします．このときの圧が肺胞内圧を反映する**プラトー圧**といわれます．

　つまり，気道内圧波形で表示される**最高気道内圧とプラトー圧の差が「気道にガスを流すための圧」で気道抵抗**を反映し，**プラトー圧とPEEPの差は「肺にガスを流すための圧」で肺コンプライアンス**を反映します．

　したがって，**気道抵抗が大きいときは「最高気道内圧が上昇，プラトー圧変化なし」**となり，**肺コンプライアンスが低下したときは「最高気道内圧もプラトー圧も上昇」**することになります．

　VCVのメリットとデメリットを**表2**に示します．

　VCVでは肺や気道の状態により気道内圧が変化するため，最高気道内圧の上昇を捉えられるよう，気道内圧上限アラームの設定が重要です．

表2　VCVのメリットとデメリット

メリット	・気道の状態にかかわらず，一定の換気量が確保できる ・$PaCO_2$が調整しやすい ・肺や気道の状態，経時的変化を評価しやすい
デメリット	・吸気の流れが一定のため，自発呼吸との同調性が悪い場合がある ・肺胸郭コンプライアンスや気道抵抗の影響によって，気道内圧が上昇するため圧損傷のリスクがある ・健常肺胞の過膨張リスクがある ・リークがあると換気量が減少する

3. PCVとは？

PCVは，**吸気時に気道内圧を一定に保てるようにガスを送気する換気様式**です．

PCVの場合は，吸気圧と吸気時間を決める必要があります．吸気圧とはPEEPからどれくらい気道内圧を上昇させるかということです．よって，PCVで示される最高気道内圧は【吸気圧＋PEEP】となります．

PCVでは，吸気圧が固定されるため，気道や肺にかかる圧は変わりません．そのため，気道内圧波形は一定で，設定された吸気時間の終わりに吸気流量がゼロになれば気道内圧もプラトー圧も等しくなります（図3）．

では，VCVのように気道抵抗やコンプライアンスの変化を捉えるためにはどこを見るかというと，PCVでは流量波形の変化から見ていきます．

気道抵抗が大きい場合，気道が狭く空気の流れが悪いため，吸気，呼気ともにピークフローは減少します．気道が狭いと空気を流すのに時間がかかるので，決まった吸気時間で吸える空気の量（一回換気量）は減少し，呼気時間は長くなります．

肺コンプライアンスが低い場合も，流量波形が変化します．肺コンプライアンスが低下していると，肺が膨らむ前にすぐに設定圧まで上昇するため，送気時間が短くなります．また，呼気においても，すぐに肺が萎んでしまうため，呼気時間は短くなります．その結果，一回換気量は減少します．

PCVのメリットとデメリットを**表3**に示します．

PCVでは肺や気道の状態により換気量が変化するため，一回換気量や分時換気量の変化を捉えられるよう，**低分時換気量アラームの設定が重要**です．

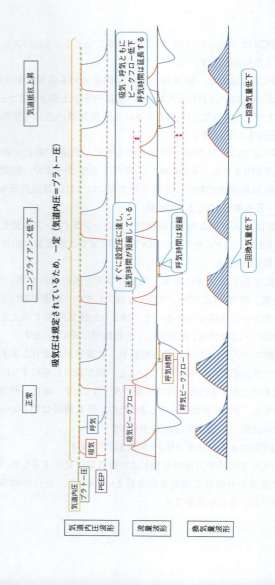

図3 PVCのグラフィック波形

表3 PCVのメリットとデメリット

メリット	・患者の吸気努力にあわせて送気されるため,自発呼吸との同調性がよい ・気道内圧を一定に保てる ・良い肺胞と悪い肺胞に均等に圧がかかるため,圧外傷を予防できる ・多少リークがあっても換気量が保たれる
デメリット	・一回換気量や分時換気量が変動する ・気道抵抗の上昇や肺のコンプライアンスが悪いと必要な換気量を確保できない可能性がある

Column

PCVとVCVどちらの換気様式が患者にとってよい換気様式?

人工呼吸器を使用するにあたり,換気様式は原則,「量」か「圧」のどちらかでしかコントロールできないため,この2つのどちらにするかは管理(医療者)側に委ねられます.

現在までに行われている研究結果からはどちらが優れているかは判断し難く,強いて言えば「換気量を保証したければVCV,肺を保護したければPCV」が選択基準の1つになります.

VCV,PCVのメリット,デメリットを理解し,患者の状態にあわせて選択するようにしましょう.

必要最低限覚えておきたい設定とモード

1. 人工呼吸器における呼吸を分けて考えてみる

人工呼吸器には機種の違いによりさまざまなモードの名前はありますが，まず人工呼吸器のモードを理解するために，人工呼吸器における呼吸を「自発呼吸」と「強制換気」に分けて考えてみましょう．

人工呼吸器における自発呼吸とは，「呼吸の始まりも終わりも患者が決める呼吸」を指します．また，強制換気は「呼吸の始まりは患者，人工呼吸器のどちらでもよいが，呼吸の終わりは人工呼吸器が決める呼吸」を指します．

この強制換気は，さらに「調節呼吸」と「補助呼吸」の2つに分けることができます．その違いは「呼吸の開始を器械が決めるか，自分が決めるか」ということです．

2. 調節呼吸とは？

例えば，心肺停止のような自発呼吸がない場合では自分で呼吸を開始することができません．

そこで，人工呼吸器の設定を一回換気量500mL，呼吸回数12回/分とすると，5秒に一度（60秒÷12回）のサイクルで500mLのガスを送ることができます．このように「呼吸の始まりも終わりも人工呼吸器が決める呼吸」を調節呼吸といいます．

調節呼吸では人工呼吸器が行うがままに呼吸が行われます．

3. 補助呼吸とは？

補助呼吸とは「**呼吸の始まりは患者が決めるが，呼吸の終わりは人工呼吸器が決める呼吸**」をいいます．

例えば，自分で呼吸はできるものの，呼吸筋が弱い場合には十分に息を吸うことができません．しかし，調節呼吸のように吸い始めを人工呼吸器に決められると自分の意思と反してガスが送られるため患者は苦しくなります．

このようなときに補助呼吸を行うと，息を吸うタイミングは患者主導，息を吸った後は人工呼吸器に任せられるので，患者はとても楽に呼吸することができます．

人工呼吸器における換気の種類

換気の種類		吸気の開始	吸気の終了
強制換気	①調節呼吸	人工呼吸器	人工呼吸器
	②補助呼吸	患者	人工呼吸器
③自発呼吸		患者	患者

この調節呼吸，補助呼吸と，自発呼吸の3つのパターンの組み合わせで決まる人工呼吸器の基本的なモードが，**A/C**，**SIMV**，**CPAP**の3つのモードになります（p52**図3**参照）．

4. A/C（補助調節換気）とは？

アシストコントロール（A/C）とは日本語で「補助調節換気」となります．

このモードは患者の自発呼吸がなければ調節呼吸，患者の自発呼吸があれば補助呼吸となり，この2つのどちらかにより呼吸を補助するモードです（**図2**）．

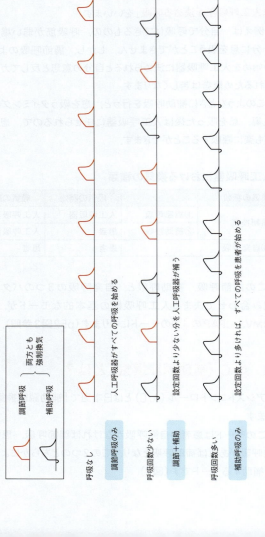

図2　A/Cのグラフィック波形

A/Cでは、全ての呼吸が人工呼吸器によって行われるため、100%強制換気となります.

　使用される場面は急性期の自発呼吸が安定していない場合や、呼吸にかかわるエネルギー（呼吸仕事量）を抑えたい場合などに用いられます.

1) A/C：自発呼吸が設定回数より少ない場合

　設定を一回換気量500mL、呼吸回数を10回/分と設定します.
　患者の呼吸が8回/分のとき、8回分は患者の呼吸にあわせて補助呼吸でサポートします. 残りの2回分は患者の呼吸がありませんので、調節呼吸でサポートします.

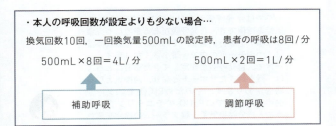

・本人の呼吸回数が設定よりも少ない場合…
換気回数10回、一回換気量500mLの設定時、患者の呼吸は8回/分
　　500mL×8回＝4L/分　　　　　500mL×2回＝1L/分
　　　　　補助呼吸　　　　　　　　　　　調節呼吸

2) A/C：自発呼吸が設定回数よりも多い場合

　同じく設定を一回換気量500mL、呼吸回数を10回/分と設定します. 患者の呼吸が20回/分となった場合、全てにおいて患者の呼吸にあわせて補助呼吸でサポートします.

・本人の呼吸回数が設定よりも多い場合…

換気回数10回,一回換気量500mLの設定時,患者の呼吸は20回/分
500mL×20回=10L/分

補助呼吸

過換気になってる!

A/Cでは自発呼吸がない場合で設定された換気量を確保でき,自発呼吸がある患者にも完璧なサポートを行います.そのため,呼吸仕事量は3つのモードの中で一番小さくなります.
一方で,自発呼吸が安定してきた患者にとっては,行き過ぎたサポートとなり,過換気となる場合があります.そのためEtCO$_2$モニターや動脈血液ガスでのPaCO$_2$のモニタリングを行うこと,分時換気量上限アラームの設定を忘れないようにしましょう.

5. SIMV(同期式間欠的強制換気)とは?

SIMVとは日本語で「同期式間欠的強制換気」といいます.SIMVは強制換気と自発呼吸が混在しているモードになり,自発呼吸はあるが呼吸回数が少ない場合や,呼吸パターンが不規則な場合などで使用されます(図3).

どのように混在しているかがわかりにくいと思いますので,A/Cと同じように,一回換気量500mL,呼吸回数10回と設定して換気量の変化を見てみましょう.

図3 SIMVのグラフィック波形

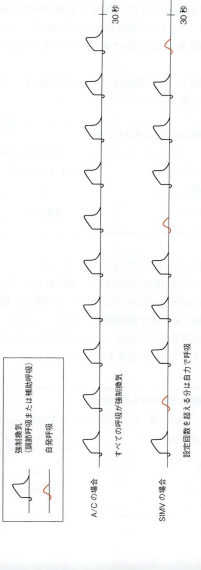

1) SIMV：自発呼吸が設定回数より少ない場合

　患者の呼吸が8回/分のとき，8回分は患者の呼吸にあわせて補助呼吸でサポートします．設定した換気回数に足りない残りの2回分の呼吸は自発呼吸がないため，調節呼吸でサポートすることになります．

　患者の呼吸回数が設定回数よりも少ない場合は，A/CもSIMVも同じ，100%強制換気のサポートとなります．

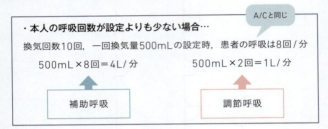

2) SIMV：自発呼吸が設定回数よりも多い場合

　同じく設定を一回換気量500mL，呼吸回数を10回/分と設定します．患者の呼吸が20回/分の場合，設定された換気回数分は患者の呼吸にあわせて補助呼吸でサポートします．残りの10回分の呼吸は自発呼吸となり，人工呼吸器はサポートを行いません．ここがA/CとSIMVの大きな違いになります．

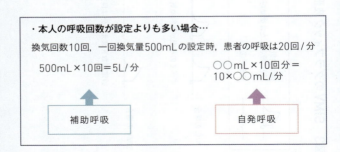

> このようにSIMVでは患者の自発呼吸の有無にかかわらず使用でき,かつ自発呼吸を邪魔することなく設定回数分の呼吸を保証してくれる大変便利なモードです.
> SIMVでは設定回数以上は自発呼吸となるため,設定回数が少ないほど患者自身の呼吸回数が増える＝呼吸仕事量の増大となります.そのため,SIMVには「PS」という付加機能を使用して呼吸をサポートすることがほとんどです.

Column

PSとは？　なぜ必要なの？

PS（＝pressure support）とは,自発呼吸に対して設定された圧でサポートする付加項目です.

何もサポートされない自発呼吸の場合,患者は人工呼吸器回路の気道抵抗に打ち勝って自発呼吸を行わないといけないため,呼吸仕事量は増加します.

そこにPSを付加すると,吸いたいぶんだけ設定した圧で吸気を補助してくれます.そのぶん,患者は楽に呼吸できることとなり,呼吸仕事量を軽減することができます.

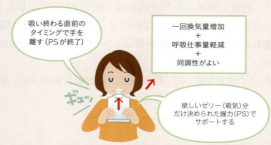

PSVは自発呼吸はあるものの吸う力が弱い患者に,自発呼吸にあわせて設定した圧で吸気を送り,吸気流量の低下をみて換気を中止します.

3) SIMVは便利なモード，だけど……

SIMVは人工呼吸器の導入から離脱期まで幅広く使用できるモードになります．

ではA/Cや後述するCPAPって必要なの？　と思うかもしれませんが，そうではないのです．

SIMVで設定回数を減らしていくと，患者の自発呼吸は増えていきます．私たちは人工呼吸器を管理する側ですので，目に見えて設定換気回数や患者の自発呼吸の状態がわかります．しかし患者側はいつ，どのような形で強制換気のサポートが入るのか，自発呼吸できるのかわかりません．その結果，人工呼吸器に頼らずにいつでも自分でしっかり呼吸をしようとするため，呼吸仕事量は増加してしまいます．

現在は人工呼吸器離脱目的でSIMVを使用することは推奨されておらず，離脱に向けた最終段階として使用されるのがCPAPとなります．

6．CPAP（持続的陽圧呼吸）とは？

CPAPとは日本語で「**持続陽圧呼吸**」といいます．**患者の自発呼吸に対して，常に一定の圧がかかるだけのモード**になります．つまり，吸気も呼気も人工呼吸器はサポートを行わないため，**100％自発呼吸だけのモード**になります．そのため快適性や同調性に優れていますが，呼吸仕事量は3つのモードの中で一番大きくなります．

SIMVとの大きな違いは「設定呼吸回数分の保証がない」点です．

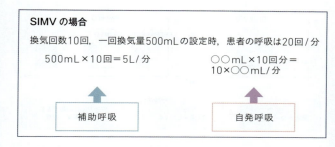

SIMVの設定呼吸回数がゼロ＝CPAPという感じですね．そのため，自発呼吸が安定していない患者には使うことができません．

CPAPでは常に気道に陽圧をかけることで，肺胞が虚脱するのを防ぎ無気肺を予防することができます．しかし，吸気は全て患者の自発呼吸となるため呼吸仕事量は増大します．そのため，SIMV同様にPSを付加して使用することで呼吸仕事量を軽減することがほとんどです．

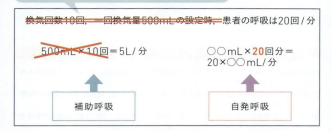

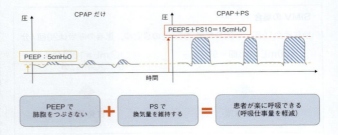

CPAPは人工呼吸器離脱に使用されることが多いですが,薬剤の影響や夜間の呼吸パターンの変化によって自発呼吸が消失したり弱くなったりする場合では,必ず無呼吸アラームを設定し,バックアップ換気が入ることを確認しましょう.

> 以上が人工呼吸器の基本的なモードになります.
> 人工呼吸器のモードの違いは,強制換気と自発呼吸の組み合わせかたの違いです.違いを理解し,患者にとって必要なサポートが行われることを前提とし,苦痛がなく,快適性の高いモードを選択しましょう.

引用・参考文献〈第1章 - Ⅳ〉

1) 田中竜馬:Dr.竜馬の病態で考える人工呼吸管理 人工呼吸器設定の根拠から病態を理解し,ケーススタディで実践力をアップ! p.39-42, 羊土社, 2014.
2) 田中竜馬:人工呼吸に活かす!呼吸生理がわかる,好きになる 臨床現場でのモヤモヤも解決! p.151-154, 羊土社, 2013.
3) 日本集中治療医学会看護テキスト作成ワーキンググループ編,木村政義:集中治療看護師のための臨床実践テキスト,療養状況と看護. p.54-56, 真興交易, 2019.
4) ディーン R. ヘス,ロバート M. カクマレック,田中竜馬ほか訳:ヘスとカクマレックのTHE人工呼吸ブック 第二版. p.147-149, メディカル サイエンス インターナショナ, 2007.
5) 増井淳介編,池本信洋:ブラッシュアップ 人工呼吸管理. p.38-51, 照林社, 2023.
6) 岡本和文編,大塚将:初めての人工呼吸器管理 基本がわかると先が見える. p.15-21, 中外医学社, 2012.
7) 吉岡淳:強制換気モード,換気様式. 人工呼吸器グラフィッククイズ50, Respica, 20 (5):16-25, 2022.
8) 宮崎勇輔:基本のVCVとPCV,A/C,CPAP+PS,SIMVを比べてみよう. 人工呼吸器設定と換気モードのビジュアル解体新書. Respica, 18 (2):12-24, 2020.

第 2 章

人工呼吸管理の実際
~どこに注意して, 何を, どうアセスメントする?

I 人工呼吸器装着患者の観察項目とアセスメントのポイント

II チューブ・カフ, アラーム管理のポイント

III 人工呼吸器装着患者の気管吸引のポイント

IV 人工呼吸器装着患者のポジショニングのポイント

V 人工呼吸器装着患者の食事介助のポイント

VI 人工呼吸器装着患者の口腔ケアのポイント

I 人工呼吸器装着患者の観察項目とアセスメントのポイント

1 人工呼吸器患者の血圧

1. 循環（血圧）に与える影響[1]

　人工呼吸器使用中の患者は，人工呼吸が必要となった病態（呼吸不全，循環不全，意識障害など）に加えて，人工呼吸器による陽圧換気，鎮痛薬や鎮静薬の影響を受け，血圧の変動が起こりやすい状態にあります．

　まずは"循環の考え方"を掘り下げて解説しながら，血圧を生み出すための規定因子に基づいて，人工呼吸管理に関連した循環への影響について解説します．

1) 血圧とは

　血圧とは，血液が血管壁に与える血管内圧のことをいい，以下の式で求められます．

$$血圧(mmHg) = 心拍出量(L/分) \times 全末梢血管抵抗(TPR)$$

2) 心拍出量とは

　心拍出量とは，1分間あたりに心臓から送り出される血液の量で，「一回心拍出量」と「心拍数」に規定されます．

$$心拍出量(L/分) = 一回心拍出量(mL) \times 心拍数(回/分)$$

3) 一回心拍出量とは

　一回心拍出量を規定する因子は，**前負荷（循環血液量）**，**後負荷（血管抵抗）**，**心収縮力**の3つからなります（図1）．

図1　心拍出量を構成するもの

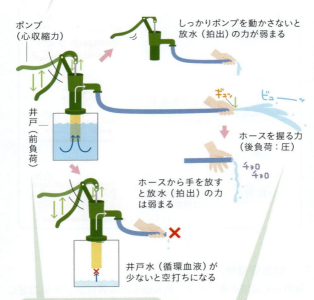

【心収縮力】
心臓が収縮する力のことです．ポンプで表現しています．前負荷である水を貯え，後負荷である抵抗に打ち勝って遠くまで水を飛ばす力が必要となります．

ポンプ（心収縮力）

しっかりポンプを動かさないと放水（拍出）の力が弱まる

井戸（前負荷）

ギュッ
ビューッ

ホースを握る力（後負荷：圧）

ホースから手を放すと放水（拍出）の力は弱まる

井戸水（循環血液）が少ないと空打ちになる

【前負荷】
前負荷とは，拍出するための血液の「量」をいいます．いくらポンプを押しても，井戸に水が入っていなければ，水を送り出すことはできません．人体でいうポンプ（左心室）に対してどれだけ循環血液量が供給されているか，ということが前負荷（容量負荷）の考え方です．ここでは体血圧について説明しているため，体循環，肺循環に分けての説明は割愛します．

【後負荷】
血液を心臓から遠く離れた臓器に送り届けるためには，血管抵抗（大動脈抵抗）が必要です．ある程度の力でホースの口を握るほうが水が遠くに飛ぶことは想像できると思います．このときに心臓にかかる負荷のことを「後負荷（圧負荷）」といいます．

① 血圧の構成

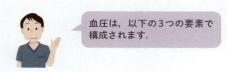

血圧は，以下の3つの要素で構成されます．

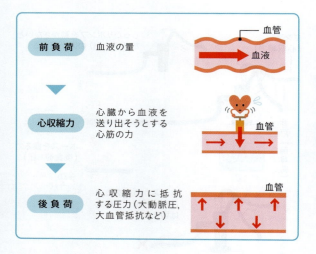

前負荷　血液の量

心収縮力　心臓から血液を送り出そうとする心筋の力

後負荷　心収縮力に抵抗する圧力（大動脈圧，大血管抵抗など）

② 末梢血管抵抗

　後負荷と同様の考え方で，ある程度の血管抵抗が末梢血管にも必要となります．先述したように，血圧は血液が血管壁に与える血管内圧であるため，十分な心拍出量があったとしても血管抵抗がなければ血管内の圧力は高まらず「血圧」は得られません．

③ 心拍数

1分間あたりの心臓が拍出する回数をいいます。通常は成人で約70mL程度の一回心拍出量があり、70回/分の心拍数だとすると、この人の心拍出量は約5L/分になります。つまり、一回心拍出量が50mLだった場合でも、100回/分の心拍数があれば5L/分の心拍出量が得られるといった代償機構が存在します。

> 通常、これらの規定因子は互いに代償し合うことで血圧を一定に保とうというホメオスタシスが働きますが、人工呼吸器や鎮痛薬、鎮静薬、原疾患の影響によりこのホメオスタシスが破綻すると血圧が低下します。このメカニズムについて人工呼吸中の患者の特徴と、血圧の規定因子に基づいて解説します。

人工呼吸器が循環に与える影響

通常、人間の呼吸は胸腔内を陰圧にすることで気道内に外気を引き込む「陰圧呼吸」です。中心静脈もこの陰圧の影響を受け、静脈血が心臓に戻ることにも寄与しています。

しかし、人工呼吸管理中の患者は「陽圧呼吸」となるため「陰圧呼吸」で得られていた現象がなくなり、**静脈還流が阻害**されます。さらに、気道（肺胞）内圧の上昇は肺血管抵抗を増加させるため**肺循環（右心→肺動脈→肺静脈→左心）を阻害**します。

この2つの要因によって、左室が有効な心拍出量を得るための前負荷が得られなくなります[7), 10)]。

2. 鎮静薬が血圧に与える影響

昨今の人工呼吸管理における鎮静の考え方は，疼痛優先の鎮静（analgesia first sedation）であり，人工呼吸に関連した疼痛（主に気管挿管チューブの疼痛）を軽減し快適性を保つことが重要で，深く眠らせることを目的としていません．

とはいえ，人工呼吸管理を必要とする重症病態に加え，療養生活や身体的，精神的ストレスにさらされている患者にとって，やはり鎮静が必要となるケースが多くあります[2]．

1）陰性変時作用

陰性変時作用とは，心拍数を減少させる作用のことです．

陽圧換気による相対的な前負荷の減少に対して，人体は血圧を維持しようとして心拍数を上昇させるホメオスタシスが働くことで血圧の変動を免れていますが，この代償を得られなくなるため血圧が低下しやすくなります．

2）陰性変力作用

陰性変力作用とは，心収縮力を下げる作用のことです．

鎮静によって副交感神経優位の状態となった場合，交感神経伝達物質であるカテコラミンの働きが弱まり，心収縮力が低下します．

3）末梢血管拡張作用

鎮静によって副交感神経優位の状態となった場合，交感神経伝達物質であるカテコラミンの働きが弱まり，血管抵抗が低下します．

表1　人工呼吸中に使用する代表的な鎮静薬

薬剤名	初回投与量の発現	初回投与量	維持投与量	特徴（副作用など）
ミダゾラム	2〜5分	・0.01〜0.06mg/kgを1分以上かけて静注 ・必要に応じて，0.03mg/kgを少なくとも5分以上の間隔を空けて追加投与 ・初回および追加投与の総量は0.3mg/kgまで	0.02〜0.18mg/kg/h	・48〜72時間以上持続投与時に蓄積 ・呼吸抑制，低血圧
プロポフォール	1〜2分	0.3mg/kg/hを5分間	0.3〜3mg/kg/h（全身状態を確認しながら適宜増減）	・覚醒が速やかであり，DSIに有用 ・呼吸抑制 ・低血圧（より強い） ・プロポフォール注入症候群
デクスメデトミジン	5〜10分	初期負荷投与により血圧上昇または低血圧，徐脈をきたすことがあるため，初期負荷投与を行わず維持量の範囲で開始することが望ましい	0.2〜0.7μg/kg/h	・徐脈，低血圧 ・初回投与量による高血圧 ・気道反射消失

文献9）より引用

図2 陽圧換気・鎮静薬が循環に及ぼす影響のまとめ

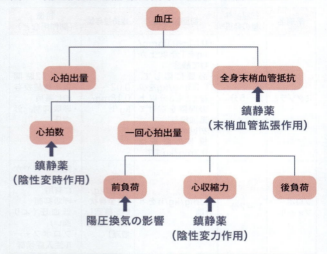

陽圧換気の影響
胸腔内圧の上昇により前負荷が減少することで心拍出量が低下する恐れがあります．
通常は心拍数や末梢血管抵抗で代償されますが，鎮静薬の影響で代償機構が働かない場合には血圧低下をきたします．

鎮静薬の影響
陰性変力作用，陰性変時作用，末梢血管抵抗の低下によって，それ自体が血圧を低下させる要因であり，さらに陽圧換気による静脈還流量低下に対するホメオスタシスを阻害することでも血圧の低下を惹起します．

3. 体温管理

 高体温に対して解熱を積極的に行うことの有効性についてはエビデンスが確立されていないばかりか、敗血症の患者に対しての積極的な解熱療法は推奨されていません.

 体温管理については、体温の数値よりも、高体温による身体への影響を考慮して解熱が考慮されることが容認されています[3].

 また、高体温を避けるべき原疾患がある場合には、その疾患の治療方針に則る必要があります（例：脳血管疾患急性期の体温管理、心停止直後の低体温療法中など）.

図3 人工呼吸管理中における高体温による身体への影響

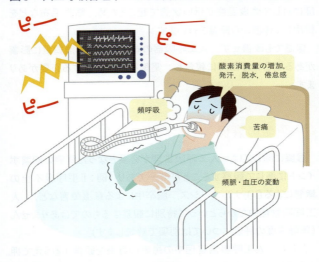

発熱に関連した症状やバイタルサインの変動がみられる場合には解熱を考慮します.

1) シバリングについて

シバリングは，深部温度と体表温度の差が4℃以上になると出現するといわれています．熱が上昇する段階で深部温度だけ上昇しているときや，高熱時にクーリングすることで，体表温度だけが低下した場合などに起こりやすくなります．

シバリングは酸素消費量を増加させるため，呼吸状態が不安定な人工呼吸管理中の患者には望ましくない現象です．また，人工呼吸器との非同調を起こす場合もあり，換気にとっても悪影響があります．

① シバリングへの対応

シバリングを起こした場合は，保温が重要になります．深部温度に対して体表温度が低い状態で起こるため，電気毛布などを使用して体表から保温を行います．

保温でも改善せず，人工呼吸器の同調性や酸素消費量に影響がある場合には医師に報告し，薬剤投与を検討する必要があります．

4. 意識の評価

意識に関しては，人工呼吸管理が必要となった病態の観察ポイントに準じて観察することが第一であり（例；Ⅱ型呼吸不全の増悪によるCO_2ナルコーシス，脳卒中による意識障害など），人工呼吸管理中だからといって特別に観察するものではありません（鎮静深度の評価については別項で解説します）．

ただし，人工呼吸器管理中の患者の意識を観察するうえで押さえておきたいポイントは，各施設で統一したスケールで評価することです（表2，表3，表4）．

表2 RASS(Richmond Agitation- Sedation Scale)

スコア	用語	説明	
+4	好戦的な	明らかに好戦的な,暴力的な,スタッフに対する差し迫った危険	
+3	非常に興奮した	チューブ類やカテーテル類の自己抜去,攻撃的な行動	
+2	興奮した	頻繁な非意図的な運動,人工呼吸器のファイティング	
+1	落ち着きのない	不安で絶えずそわそわしている,しかし動きは攻撃的でも活発でもない	
0	意識清明な落ち着いている		
-1	傾眠状態	完全に清明ではないが,呼びかけに10秒以上の開眼およびアイ・コンタクトで応答する	呼びかけ刺激
-2	軽い鎮静状態	呼びかけに10秒未満のアイ・コンタクトで応答	
-3	中程度鎮静	呼びかけに動き,または開眼するがアイ・コンタクトはなし	
-4	深い鎮静状態	呼びかけに無反応,しかし身体刺激で動くかまたは開眼する	身体刺激
-5	昏睡	呼びかけにも身体刺激にも無反応	

スケールに則り,意識状態を定量的に評価することで,意識状態の「変化」に気がつくことができるようになります.

表3 Glasgow Coma Scale（GCS）

E：eye opening（開眼）	
自発的に開眼	4
呼びかけで開眼	3
痛み刺激で開眼	2
開眼なし	1
V：best verbal response（言語反応）	
見当識正常の会話	5
会話に混乱がある	4
単語のみ	3
意味不明の音声のみ	2
発語なし	1
M：best motor response（運動反応）	
命令に従う	6
疼痛部位を認識する	5
逃避反応	4
四肢の異常屈曲反応	3
四肢の異常進展反応	2
動きなし	1

各項目の点数を合計する（最低3点，満点15点）

表4 Japan Coma Scale（JCS）

I．覚醒（開眼）している	
意識清明	0
なんとなくはっきりしない	I-1
見当障害あり（場所，時間，日付がわからない）	I-2
名前，生年月日が言えない	I-3
II．刺激すると覚醒（開眼）する	
呼びかけで容易に開眼する	II-10
大きな声，体をゆさぶれば開眼	II-20
痛み刺激で辛うじて開眼する	II-30
III．刺激しても覚醒（開眼）しない	
はらいのける動作をする	III-100
手足が少し動く，顔をしかめる	III-200
まったく動きなし	III-300

R：不穏　I：糞尿失禁，A：自発性提失（20R, 30異Iなどと表記する）

2 人工呼吸器装着患者の苦痛の訴えのポイント

多くの人工呼吸器管理中の患者が体験しているとされる苦痛の原因を図1に示します．

図1 人工呼吸器管理中の患者の苦痛の原因[4]

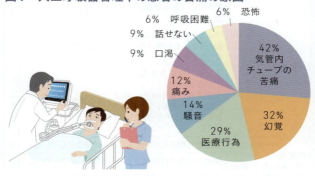

- 42% 気管内チューブの苦痛
- 32% 幻覚
- 29% 医療行為
- 14% 騒音
- 12% 痛み
- 9% 口渇
- 9% 話せない
- 6% 呼吸困難
- 6% 恐怖

人工呼吸器管理中の患者は，鎮静薬の影響や言語的コミュニケーションが絶たれている状況で，自分のニードを他者に伝えることが容易ではありません．もちろん，あらゆる手法を用いて患者の主観的な苦痛を拾い上げるというかかわりは重要な看護ケアですが[8]，その一方で，人工呼吸器管理中の患者の多くに「せん妄」が発症するといわれており，つじつまの合わない言動から患者の苦痛を拾い上げることに苦労する場面も少なくありません．

また，せん妄を発症した患者の安全管理のために行われる身体抑制によっても，ナースコールを押す動作や非言語的コミュニケーションの制限につながりかねません．

こういった状況に置かれている患者の苦痛を，客観的に評価することで患者の苦痛緩和につなげることが重要となります[5]．評価ツールを表1～3に示します．

表1 Critical-care Pain Observation Tool (CPOT)

項目	説明	スコア	
表情	筋肉の緊張はない	リラックスしている	0
	顔をしかめる，眉を下げる，眼球の固定，まぶたの筋肉の収縮	緊張している	1
	上記に加え，強くまぶたを閉じる	顔をゆがめる	2
体の動き	動かない（痛みがないという意味ではない）	動きなし	0
	ゆっくり慎重な動き，痛みのあるところを触ったり，さすったりする	保護している	1
	チューブを引き抜く，起き上がろうとする 手足をばたつかせる，命令に従わないスタッフを殴ろうとする，ベッドから降りようとする	落ち着きなし	2
筋緊張（受動的な上肢の屈曲・伸展）	受動的な動きに抵抗しない	リラックスしている	0
	受動的な動きに抵抗する	緊張・硬直している	1
	受動的な動きに強く抵抗する，屈曲・伸展できない	強く緊張・硬直している	2
人工呼吸器との同調（挿管患者）または…発声（挿管していない患者）	アラームなし，容易に換気ができている	人工呼吸器や運動を許容している	0
	アラームは自然に止まる	咳嗽はあるが許容している	1
	非同調：換気がうまくできていない，頻繁なアラーム	ファイティング	2
	通常の状態で会話する	通常の調子で会話する	0
	ため息，うめき声	ため息，うめき声	1
	泣き叫ぶ，すすり泣く	泣き叫ぶ，すすり泣く	2

CPOT≧4点以上で鎮痛が必要
利点：コミュニケーションが取れない患者でも評価が可能

Gélinas C, et al：Validation of the critical-care pain observation tool in adult Patients. Am J Crit Care, 15（4）：420-427, 2006.

表2 Behavioral Pain Scale (BPS)

3項目を4段階で評価

項目	説明	スコア
表情	穏やかな	1
	一部硬い（たとえば，眉が下がっている）	2
	全く硬い（たとえば，まぶたを閉じている）	3
	しかめ面	4
上肢の動き	全く動かない	1
	一部曲げている	2
	指を曲げて完全に曲げている	3
	ずっと引っ込めている	4
人工呼吸器との同調性	同調している	1
	ときに咳嗽大部分は呼吸器に同調している	2
	呼吸器とファイティング	3
	呼吸器との調節がきかない	4

BPS≧5点以上で鎮痛が必要
日本呼吸療法医学会人工呼吸中の鎮静ガイドライン作成委員会：人工呼吸中の鎮静のためのガイドライン．人工呼吸2007，24：146-167より引用

看護のポイント

患者の疼痛を評価する目的は，疼痛の緩和ですので，「CPOT 4点以上で鎮痛薬を投与する」などの基準を設け，鎮痛薬投与後に再度スケールで鎮痛されたかを評価することが重要です．

表3 Visual Analogue Scale (VAS), NRS

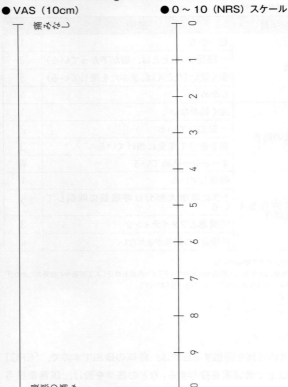

● VAS (10cm)　　　　● 0〜10 (NRS) スケール

0cm (疼痛がない)〜10cm (想像できる
最大の痛み)のスケールを用いて今の
疼痛を指で刺してもらい評価.
VAS≧3cmで鎮痛が必要

自分が想像できる最大の痛みを10点だとした
場合に,今の痛みは何点ですか?
自身の疼痛を数字で表す.
NRS≧3点以上で鎮痛が必要
注意点:患者とのコミュニケーションが必要

人工呼吸器患者の呼吸状態の観察とアセスメントのポイント

1. 呼吸困難

　人工呼吸器管理中の患者の呼吸困難の原因はさまざまであり，呼吸困難は血中酸素濃度と必ずしも比例しません．十分な酸素化が得られていても，呼吸困難を感じることはあり，逆に低酸素血症であっても呼吸困難を感じないこともあります．

　患者が呼吸困難を訴えたときの観察ポイントについては，次項以降で説明する内容に基づいて観察します．大切なのは，**患者がなぜ苦しいのかをアセスメントする**ことです．

2. 努力呼吸

　呼吸困難を訴えたときの観察ポイントとして，低酸素血症の有無についての評価（SpO_2, PaO_2, Hb, 血圧など）があげられます．しかし，これらの血液データなどの数値は結果であり，例えば患者が呼吸困難を感じながら大変な頻呼吸や努力呼吸をした結果であれば，データが基準値内であっても見過ごすことはできません．

　人工呼吸中であっても胸郭肺コンプライアンスやガス交換障害の程度によって，努力呼吸は生じます．つまり，患者が効果的なガス交換を行うため必要な換気量を得るために，人工呼吸器から十分なサポートを受けているかが，努力呼吸の有無を観察することでわかります．呼吸困難のある患者では，この努力呼吸について観察してほしいと思います．

3. 努力呼吸の観察のポイント（図1）

1) 吸気努力　首周りを見る

体表から観察しやすい吸気補助筋は胸鎖乳突筋と僧帽筋です．吸気時の胸鎖乳突筋の緊張や僧帽筋の大きな動きがある場合（パッと見て肩で呼吸している様子）や，吸気時の鎖骨上窩や肋間の陥没（吸気時の強い胸腔内圧によって胸郭を形成する柔らかい組織が胸腔側に引き込まれる）がみられる場合「吸気努力がある」と判断します．

また，喉頭隆起が吸気時に下方牽引される現象については，吸気努力の結果，強い陰圧となった胸腔内圧に縦隔が引き込まれる現象を体表からみているということになります．呼吸補助筋は収縮によって，胸骨を上に持ち上げて胸腔を広げ，胸腔内が陰圧になることで大気との圧格差を生み空気を吸い込めます[13]．

陽圧換気をしていても呼吸補助筋を使用している場合には「もっと吸いたい」というサインであり，人工呼吸器の吸気サポートが不十分な可能性があります．

2) 呼気努力　腹部を見る

体表から観察しやすい呼気補助筋は腹直筋です．呼気時に腹直筋の収縮がみられた場合には「呼気努力がある」と判断になります．

腹直筋が収縮すると腹腔内圧が高まり，腹腔内臓器を頭側へと押し上げることで胸腔を狭め息を吐き出します[13]．

呼気時の腹直筋の収縮をみた場合には，気道抵抗によって息を吐くために努力が必要ということであり，気管支拡張薬や一回換気量を見直すアセスメントにつなげることが必要です．

図1 努力呼吸の観察のポイント

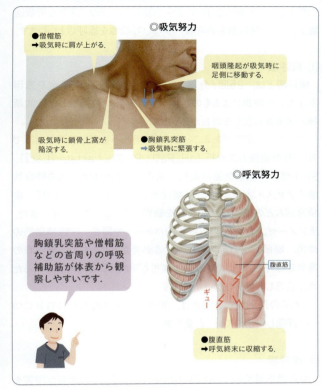

◎吸気努力

- 僧帽筋
  → 吸気時に肩が上がる.

咽頭隆起が吸気時に足側に移動する.

吸気時に鎖骨上窩が陥没する.

- 胸鎖乳突筋
  → 吸気時に緊張する.

◎呼気努力

胸鎖乳突筋や僧帽筋などの首周りの呼吸補助筋が体表から観察しやすいです.

腹直筋

ギュー

- 腹直筋
  → 呼気終末に収縮する.

呼吸努力がある患者をみた場合には, 努力呼吸に至った原因をアセスメントしながら人工呼吸器設定の変更や, 薬物的介入について医師と協議することが重要となります[9].

3) 呼吸数

成人の正常な呼吸回数は12〜20回/分であり,正常な呼吸回数よりも多い呼吸数を頻呼吸,少ない呼吸数を徐呼吸といいます.

① 頻呼吸

頻呼吸とは,25回/分以上の呼吸回数で,呼吸不全や循環不全などの疾患によるものと,不安,発熱,疼痛など身体的精神的苦痛から生じる場合があります.

頻呼吸は,重症であることを単独で示しうる最も重要な指標であり,動脈血液ガス分析(pH, PaO_2, $PaCO_2$, Lactate[Lac]),SpO_2値,一回換気量の変化,気道分泌物の有無などの呼吸状態のアセスメントのほか,末梢性チアノーゼ,リベド,CRT,末梢冷感などの循環不全の有無を観察することが第一です.また,チアノーゼ,奇異呼吸,呼吸のパターンや深さ,呼吸補助筋の使用,喉頭牽引の有無に注意する必要があります[16].頻呼吸の背景には呼吸不全以外の重大疾患も隠れている可能性があるため,見逃してはいけない所見です.

これらの原因がない場合は,精神的・身体的苦痛の有無について評価し対応していく必要があります.

② 徐呼吸

脳血管疾患や高二酸化炭素血症によって,呼吸中枢が障害を受けた場合に徐呼吸となることがあります.しかし,そういった疾患ではない場合に徐呼吸がみられる場合は,その原因の多くは鎮静薬や鎮痛薬であることが多くあります.

人工呼吸器の設定が強制換気モード(A/CMVやSIMVなど)であれば,呼吸回数は担保されているため問題とならないことが多いのですが,自発呼吸モード(SPONTやPSV)であった場合には,バックアップはされるものの,無呼吸アラームが頻繁に鳴ることになり,人工呼吸器設定の変更を考える必要があります.

③ 異常呼吸パターン

ここでは異常な呼吸のリズムについて，代表的な呼吸パターンを表1に示しています．

チェーンストークス呼吸やビオー呼吸など無呼吸を伴う呼吸パターンの場合には，人工呼吸中であれば換気回数は担保されている（CPAPやPSVではその限りではない）ため，問題とならない場合もありますが，異常呼吸パターンそのものよりも，異常呼吸パターンをきたしている原因に着目し治療介入を検討する必要があります．

表1 異常呼吸パターン

	状態	原因
チェーン・ストークス呼吸	・ごく浅い呼吸から深く数の多い呼吸となり，再び浅くなる ・20〜30秒の周期的な無呼吸	脳出血，脳腫瘍，重症心不全
ビオー呼吸	・深さが一定しない呼吸と無呼吸が不規則に交互に出現 ・周期性はない	脳障害，とくに橋の障害にみられる
クスマウル呼吸	ゆっくりした深く大きな規律的な呼吸が発作時に出現	糖尿病や代謝性アシドーシス，尿毒症

④ 呼吸音

正常な呼吸音については，各部位で吸気・呼気の音の割合や音調から正常呼吸音であることを確認しながら聴診します（**表2**，**図2**，**3**）．

呼吸副雑音の種類，原因，対応について**表3**に示しています．

表2　正常呼吸音

呼吸音	吸気・呼気の音の割合	音調
気管音	吸気＞呼気	強く高い音
気管支呼吸音	呼気＝吸気	やや強くやや高い音
気管支肺胞呼吸音	呼気＜吸気	弱く低い音

図2　呼吸音聴診の部位

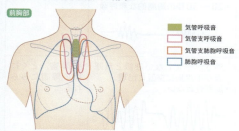

図3　呼吸音聴診の手順

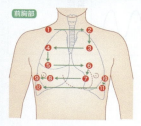

表3　呼吸音

種類	音の性質	聴取のタイミング	原因	対応
水泡音 Coares crackles	ブツブツ ブクブク	吸気相，呼気相を問わず	水溶性の気道分泌物 肺水腫 ARDS	気管吸引 体位ドレナージ
捻髪音 Fine crackles	パリパリ プツプツ	吸気相終末	虚脱した末梢気道や肺胞が吸気時に剥がれる音 間質性肺炎 COPD ARDS	原疾患の改善
ウィーズ，笛声音 wheeze	ヒューヒュー ピーピー	呼気相	末梢気道の狭窄で笛のように音が鳴る 喘息 心不全 COPD	気管支拡張
いびき音 rhonchi	グーグー ゴロゴロ	吸気相，呼気相	気道内の異物が気流で振動する音 痰の貯留	気管吸引 体位ドレナージ
スクオーク squawk	キュッ ピィッ	吸気終末に一瞬	末梢気道の不完全閉塞 吸気終末に気流がわずかに末梢気道を通過した音 無気肺 COPD	気管吸引 体位ドレナージ 呼吸リハビリテーション

　異常呼吸音とは正常呼吸ではないことをいい，呼吸副雑音のほかに呼吸音が全く聴取できない「無音」や気管支肺胞呼吸音を聴取するはずの部位で気管支音が聞こえる「気管支音化」も呼吸音の異常です．

　呼吸音の異常から，患者の気道や肺で起こっている現象をイメージして看護介入や治療介入へ繋げることが重要です．

4) 非同調

　呼吸困難を訴える人工呼吸器管理の患者の約1/3では，人工呼吸器設定を変えることで呼吸困難が改善するといわれています[10]．

　患者が呼吸困難を訴えたときには，人工呼吸器の同調性について医師と協議することも必要となります．

4. 痰の量と性状

　気管挿管人工呼吸器管理に至った原因が呼吸器疾患，呼吸器感染症であった場合や，気管挿管の刺激などでは気道分泌物（痰）が増加します．

　痰の量や粘稠度，色調が呼吸ケアをアセスメントする重要な情報となります．

　自施設でルールを決め，誰もが同じ痰の量と性状を記録から読み取れることが大切です．

〈例〉
少量＝1回の吸引で引き切れる量
中等量＝2回の吸引で引き切れる量
多量＝3回の吸引で引き切れる量
水溶性＝成分のほとんどが水と同じ粘性
粘稠性＝水溶性以上の粘性があり，吸引に弊害のない性状
強い粘稠性＝吸引に弊害のでる性状
色は写真で示す　など

4 人工呼吸患者の全身状態のアセスメントのポイント

1. 鎮痛・鎮静

1) 人工呼吸中の鎮痛薬と鎮静薬投与の目的[2]

人工呼吸管理中は，患者の苦痛を軽減し安静を得るために鎮静薬・鎮痛薬の投与が必要となります． (p104)で述べたように，鎮痛が重要ですので，RASSと同様にNRSやCPOTを用いて疼痛を評価し，疼痛には鎮痛薬を投与します．

基本的に鎮静薬に鎮痛効果はない（デクスメデトミジンに一部あり）ので，疼痛に鎮静薬は無効と考えてください．

---

1. 患者の快適性・安全性の確保
   ① 不安を和らげる
   ② 気管チューブ留置の不快感の減少
   ③ 動揺・興奮を抑え安静を促進する
   ④ 睡眠の促進
   ⑤ 自己抜管の防止
   ⑥ 気管内吸引の苦痛を軽減
   ⑦ 処置・治療の際の意識消失（麻酔）
   ⑧ 筋弛緩薬投与中の記憶消失
2. 酸素消費量・基礎代謝量の減少
3. 換気の改善と圧外傷の減少
   ① 人工呼吸器との同調性の改善
   ② 呼吸ドライブの抑制

---

2. 適切な鎮静とは

浅い鎮静（RASS-2〜0）は，人工呼吸器使用期間やICU在室日数を短縮させるという報告もあり，さらなる研究が必要とされている段階ではありますが，現時点では浅い鎮静が推奨されています[5), 9)]．

患者が適切な鎮静（RASS-2〜0）であるかRASSを用いて客観的に評価を行い，不穏（RASS+1以上）や深鎮静（RASS-3以下）といった状況になったときに鎮静薬をどのように調整すべきかについて，あらかじめ医師と協議しておくとよいでしょう．

3. 疲労感

人工呼吸器を使用する目的の1つに，呼吸仕事量の減少があります．呼吸不全の患者は，呼吸数を増やしたり呼吸努力をすることで，ガス交換障害や換気障害を是正しようとしています．❸で述べたように，人工呼吸中であったとしても呼吸努力がみられることがあり，この状態が続くと「呼吸筋疲労」をきたすおそれがあります．

呼吸筋疲労をきたすと，自分の呼吸力が低下し換気量が維持できなくなった分を人工呼吸器の設定を高くすることで補わなければならなくなり，高い人工呼吸器設定圧は呼吸筋，とくに横隔膜の萎縮（VIDD）を惹起し，人工呼吸の使用期間の延長や離脱が困難となるおそれがあります．

さらに，いったん呼吸筋疲労が現れると一気に呼吸不全に陥るため，動脈血ガスデータが正常であっても気管挿管が不要であるという根拠にはなりません[16]．

呼吸努力のサインを見逃さないとともに，患者から「疲れた」という訴えがあった場合には，呼吸筋疲労が隠れている可能性を念頭に置く必要があります．

頻呼吸や努力呼吸がみられたり疲労感が出てきたりした場合には，鎮静を深め人工呼吸器設定を強制換気モードにするなど「休ませる」という対処が必要です．

休ませる鎮静・人工呼吸器設定としたら，その日は休むことに専念し，翌日にまた覚醒トライアル，人工呼吸器離脱トライアルを試みるという方法が，早期人工呼吸器離脱にエビデンスが確立されている方法となっています[6]．

4. チアノーゼ[11]

チアノーゼとは，低酸素血症を反映する所見ですが，低酸素症を惹起する要因として酸素化だけではなく循環不全も考慮しなければなりません．

チアノーゼや末梢の皮膚の状態から末梢への酸素運搬状況をアセスメントすることができます．

表1　チアノーゼの分類[11]

分類	発生順序	原因		考えられる疾患	部位
中心性チアノーゼ	酸素飽和度の低下	心原性	・右左シャント	・先天性心疾患（ファロー四徴症など）	・口唇 ・爪床 ・舌など
		肺性	・肺胞低換気 ・拡散障害 ・換気，血流不均等	・気管支喘息 ・慢性気管支炎 ・慢性閉塞性肺疾患 ・間質性肺炎 ・原発性肺高血圧症（PPH） ・肺血栓塞栓症 ・肺性心 ・呼吸中枢の障害 ・緊張性気胸 ・神経筋疾患　など	
末梢性チアノーゼ	末梢循環不全	・心拍出量の低下		・うっ血性心不全 ・心原生ショック	局所
		・寒冷暴露による血管緊縮		・レイノー現象など	
		・四肢末梢動静脈の閉塞性障害		・閉塞性動脈硬化症 ・バージャー病など	

1) 中心性チアノーゼ

主に唇でみられるチアノーゼのことをいいます．血液中で酸素と結合していないHb（還元ヘモグロビン）が5g/dL以上となった場合にみられる所見であり，肺でのガス交換障害による低酸素を意味しています．

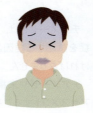

肺から出たガス交換が不十分な血液（真っ赤に染まっていない黒っぽい血液）が，心臓から駆出され，最初に到達する毛細血管の色を体表から観察できるところが口唇であるからです．

看護：酸素化の改善を図る➡換気量の評価，気道分泌物の有無，SpO_2値，動脈血液ガス分析を評価し，酸素化が悪化した原因に対処します．

2) 末梢性チアノーゼ

四肢の指先にみられるチアノーゼのことをいいます．中枢の動脈血の酸素飽和度が正常なのにもかかわらず，末梢の血管抵抗が増大または減少し末梢循環が低下した結果，毛細

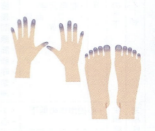

血管の酸素飽和度が低下し，脱酸素化ヘモグロビンが増加することで末梢にチアノーゼがみられます．

看護：末梢循環不全となる原因をアセスメントする➡敗血症などによる末梢血管拡張や，低心拍出量症候群による末梢血管収縮など．その他，不安や疼痛，苦痛などが原因で交感神経の過剰興奮の結果であれば，緩和的介入を行うことを検討します．

① 網状紫斑（網状チアノーゼ，リベド）

原因は明らかになっていない部分が多いのですが，紫斑が大腿部や膝に網目状に広がります．

血管抵抗や低酸素が原因とされており，ショックの兆候として知られています．

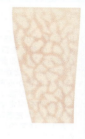

|看護|：とくに敗血症性ショックでみられる所見です．酸素化の改善と循環の改善が急務となります．

② 四肢冷感

末梢血管抵抗が増大したときに末梢冷感が生じます．人工呼吸器管理中の患者は❶で述べたように，人工呼吸器による陽圧換気や鎮静薬の影響を受け，前負荷，心収縮力が低下する

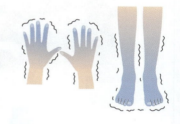

場合があり，その代償反応として末梢血管抵抗の増大，つまり末梢冷感となることがあります．

|看護|：末梢循環不全をきたすほどの末梢冷感であった場合（末梢の色調不良，CRTの延長等）には，前負荷の減少や心収縮力の低下に対しての介入が必要となる可能性があるため，対応について医師と協議する必要があります．

参考 CRT(キャピラリー・リフィリング・タイム)

キャピラリーリフィリングって何?

爪床部や小指球で,その血色をみることで瞬時に血圧を把握できます.この部位を白くなるまで(5秒)圧迫し,圧迫を解除した後,再び赤みを帯びるまでの時間で末梢循環不全を判断する(>2.0秒以上で異常)ことができます.通常であれば,心臓から送り出された血流は大血管から末梢の細血管までをすぐに充満する力があるはずですが,血圧が低下すると末梢はすぐには満たされなくなります.

この時間を測定することを「キャピラリーリフィリングタイム(CRT:末梢血管再充満時間)」といいます.

これも生理学的に考えれば,血圧の状態を把握できる1つの指標になります.

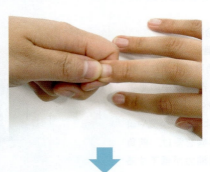

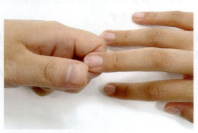

爪床部に血色が戻るまで,2秒以上かかれば循環不全が疑われます.

5 人工呼吸器患者の検査結果とアセスメント

1. 胸部X線検査

　胸部X線画像は，白い部分（骨や血管，臓器など水分を多く含む構造物．透過性の低い部分）と黒い部分（主に肺の空気．透過性の高い部分）で構成されています（図1）．

図1　正常な胸部X線画像

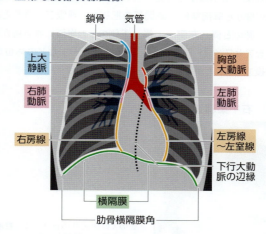

鈴木銀河監，渕本雅昭編：画像の見方・読み方アセスメントとケアナースポケットブックmini．p.13, Gakken, 2022．

> これらの構造物以外に透過性の悪い部分がある場合や，あるべき線がみえない場合，そこに何かしらの病変がある可能性があります（図2）．

シルエットサインの原理は、同じX線濃度のものが接して存在すると、その境界のコントラストが失われて境界・辺縁が不鮮明化ないし消失することです[12].

通常、血液などを含む心臓や血管のX線濃度に対して、空気を含む肺とのX線濃度の差が生まれることで心臓や血管と肺との境界が鮮明になりますが、隣り合う肺野の含気量が少ない無気肺、もしくは肺実質の水分量が多い場合などにみられます.

図2のように右心房と隣り合う肺のX線透過性が低下した場合、境界が不鮮明となります.右心房と肺野の位置関係から、右中葉の無気肺も示唆する所見であり、図3のようにCT画像と胸部X線画像から解剖学的位置関係を把握し、呼吸音の変化とあわせて、肺の右側、左側、上側、下側のどの場所に無気肺があるのかをアセスメントすることで、体位ドレナージなどの体位の選択に役立てることができます.

図2　右中葉肺炎

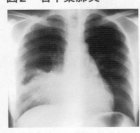

肺のX線透過性の低下により右心房との境界が不鮮明となる.

図3 X線画像，CT画像の解剖学的位置関係（胸部）

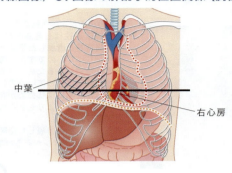

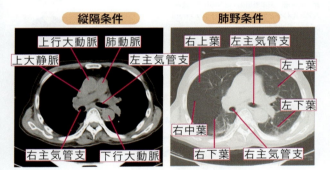

鈴木銀河監，渕本雅昭編：画像の見方・読み方アセスメントとケアナースポケットブックmini, p.27, Gakken, 2022.

1）気胸

人工呼吸中の患者は陽圧換気であるため，その圧によって肺障害をきたす可能性があります．

人工呼吸器に関連した急性の肺障害の1つとして，気胸の所見を紹介します

図4 右肺の気胸

X線画像

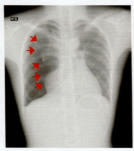

上肺野の虚脱がみられます．
肺野の透過性はもともと高いため，一見肺実質と虚脱した空間との違いがわかりにくいのですが，肺実質は肺血管陰影があるため，やや白みがかった黒色になっているのに対して虚脱した空間には肺血管が存在しないので，肺実質よりもさらに透過性が亢進します．
また，肺実質と虚脱した空間の境界に➡のようなラインがみられます．

鈴木銀河監，渕本雅昭編：画像の見方・読み方アセスメントとケアナースポケットブックmini．p.144, Gakken, 2022．

図5 緊張性気胸

縦隔が偏位し心臓や大血管を圧迫する

肺虚脱により胸腔内圧が上昇

横隔膜が下がる

➡呼吸障害

とくに人工呼吸中の患者が気胸を発症すると，緊張性気胸を発症するリスクが高まります．これは自然呼吸が胸腔内の陰圧で「吸い込む」呼吸であるのに対して，人工呼吸は気道内圧を陽圧にすることで「送り込む」呼吸であるため，破綻した臓側胸膜から空気が胸腔へ漏れ出し続けることで胸腔内圧が高まっていくために起こります．結果，画像のように縦隔を圧排し心臓の動きを拘束性に障害するため，ショックに陥る恐れが高い重大な合併症となります．
このような画像を見た際には，一刻も早く医師に報告し緊急脱気を行う準備をします．

2. 肺機能検査[14]

1) スパイロメトリー

スパイロメトリー（図6）とは，換気障害（拘束性換気障害・閉塞性換気障害）の有無（図7）やその程度を知るための検査のことをいいます．

図6　スパイロメトリー

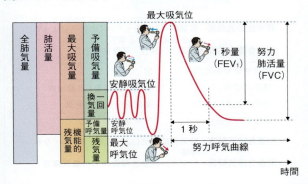

一秒率（FEV_1％）：努力性肺活量に対する1秒量（1秒間に思い切り吐いた量:FEV_1）の比率
％肺活量（％VC）：年齢と性別から算出した予測肺活量に対して実測肺活量（思い切り吸って吐いた空気量）の比率

図7 呼吸器検査でわかる疾患

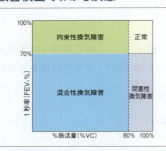

拘束性換気障害：胸郭肺コンプライアンスの低下によって息を吸えなくなる障害
拘束性障害の原因疾患：COPD，気管支喘息など

拘束性障害の原因	例
肺が広がりにくい	間質性肺疾患・肺線維症
胸郭が広がりにくい	後側弯症，重度肥満
呼吸筋力が弱い	神経筋疾患

閉塞性換気障害：末梢気道抵抗によって息を吐けなくなる障害
混合性換気障害：拘束性，閉塞性障害両方の換気障害

3. 血液データ

人工呼吸患者の呼吸状態をアセスメントするための血液データとして，動脈血液ガス分析が有効です．

一方で，人工呼吸が必要となった原因疾患の病勢をアセスメントすることも重要となります．

1）動脈血液ガス分析でわかる呼吸状態

① P/F比

P/F比を用いてガス交換能を簡便に評価し，その経過からガス交換能の改善，悪化をアセスメントできます．

> P/F比＝ PaO_2/FiO_2　基準値400mmHg
> P/F比の数値が低いほど酸素化異常の程度は重い

② 動脈血酸素飽和度　SaO_2

動脈血の酸素含量を規定するのはSaO_2値とHb値であるため，P/F比が問題のない数値であってもSaO_2値が低ければ低酸素血症となります．

SaO_2値の低下に対しては，速やかに対処する必要があります．SaO_2とPaO_2の関係を表1に示します．

表1　SaO_2とPaO_2の関係

SaO_2（%）	PaO_2（mmHg）
98	97
95	80
90	60
88	55
80	50
75	40
50	27
35	20

③ 換気能の評価指標 $PaCO_2$

$PaCO_2$が上昇する病態（$PaCO_2$＞45mmHg）をⅡ型呼吸不全とよび、原因は肺胞低換気です。CO_2は気体の性質上、O_2のように拡散障害をきたさないため、CO_2を排出できない状態は肺胞に外気を取り入れられない状態（肺胞低換気）以外では起こりえません。そのため、CO_2は換気能の評価指標となります。

> 基準値　35〜45mmHg
> $PaCO_2$＞45mmHg で肺胞低換気
> $PaCO_2$＜35mmHg で過換気

④ 乳酸値（Lac）

乳酸値は組織の低酸素状態となった場合に嫌気性代謝亢進の結果、上昇します。組織の低酸素症を惹起する原因は低酸素血症と循環不全、貧血であるため、乳酸値の上昇をみた場合にはこれらの要因に基づいてアセスメントします。

> 基準値 2mmol/L（18mg/dL）以下

⑤ Hb値

動脈血の酸素含量を規定するのはSaO_2値とHb値であるため、Hb値が低ければ低酸素症となります。

呼吸循環不全となっていることが多い人工呼吸器管理患者の酸素供給量を維持するために、Hb値の低下に対しては、速やかに対処する必要があります。

4. その他の血液データ

① BNP（脳性ナトリウム利尿ペプチド）

心不全による呼吸不全，循環不全も人工呼吸器管理を行う原因疾患となります．

BNPは心不全の重症度評価，心不全に対する治療効果判定などに有用とされているデータです．

BNP値の上昇をみたときには，あわせて12誘導心電図，心エコーによる心評価および呼吸状態の評価を行います[15]．

1) 炎症マーカー
① CRP（C反応性蛋白）WBC（白血球）

肺炎や敗血症，ARDS（急性呼吸窮迫症候群）など感染症や重度の炎症が原因で人工呼吸器管理となった場合，その主病態の推移として炎症マーカーが重要となります．

炎症により細胞破壊に至った結果，肝臓でCRPが合成されます．CRPが上昇するまでには6時間以上かかるとされており，あわせて白血球数の増加も確認する必要があります[15]．

② 間質性肺炎のマーカー

KL-6（シアリル化糖鎖抗原），SP-A，SP-D（サーファクタント特異的蛋白A，D）があります．

3つともⅡ型肺胞上皮細胞に由来する蛋白です．間質性肺炎で上昇します[14]．

引用・参考文献〈第2章-1〉

1) 医療情報科学研究所編:病気が見えるvol2 循環器 第3版.p.10 メディックメディア, 2016.
2) 日本呼吸療法学会・多施設共同研究委員会:ARDSに対するclinical Practice Guideline第2版.人工呼吸,21(1):44-61, 2004.
3) 日本集中治療医学会,谷口巧編:日本版敗血症診療ガイドライン2020.p.286-288, Gakken, 2021.
4) Van de Leur,J.P.,et al : Discomfort and factual recollection in intenseive care unit patients.Crit Care,2004.
5) 日本語翻訳版DADISガイドライン PADIS-Guidelines-Japanese-2019.pdf (sccm.org)
6) 宇都宮朋美:人工呼吸器離脱に関する3学会合同プロトコル.メディカ出版, 2015. kokyuki_ridatsu1503b.pdf (jsicm.org)
7) ジョンW.クライト,加藤良太郎編:ピッツバーグの人工呼吸「集中講義」.p.127-142, メディカルサイエンス・インターナショナル, 2016.
8) 道又元裕:人工呼吸ケアのすべてがわかる本.p.330-334, 照林社, 2006.
9) 安宅一晃:呼吸ケア Respiratory Care 2018年冬季増刊,誰もここまで教えてくれなかったなるほど人工呼吸管理.p.19-26,126-127, メディカ出版, 2018.
10) ディーンR.ヘス, ロバートM.カクマレック, 田中竜馬, 新井正康編:ヘスとカクマレックのTHE人工呼吸ブック 第2版.p.7-8, メディカルサイエンス・インターナショナル, 2015.
11) 古谷伸之編:診察と手技が見えるVol.1 第2版. p.77, メディックメディア, 2018.
12) 那須明:「ジェネラリスト・マスターズ」シリーズ① 胸部X線診断に自信がつく本.p.15-16, カイ書林, 2010.
13) 田中竜馬:人工呼吸に活かす!呼吸整理が分かる,好きになる 臨床現場でのモヤモヤも解決!.p.32-78, 羊土社, 2018.
14) 医療情報科学研究所編:病気が見えるvol4 呼吸器 第2版.p.146-151,メディックメディア, 2016.
15) 道又元裕,佐藤麻美編:先輩おしえて!ICUナースの検査値の読み方.p.117-123, 日総研出版, 2014.
16) 米国集中治療医学会:FCCSプロバイダーマニュアル.p.6, 39, メディカル・サイエンス・インターナショナル, 2018.

Ⅱ チューブ・カフ, アラーム管理のポイント

1 挿管チューブの固定位置

1. 挿入の長さと位置の確認

1) 気管チューブの挿入の長さ

気管チューブの挿入の長さは,性別や経口で挿入されるか,経鼻で挿入されるかの違いにより異なります(表1).

表1 気管チューブの挿入の長さ

性別	経口(口角から)	経鼻(鼻孔から)
男性	22〜23cm	25〜27cm
女性	20〜21cm	23〜25cm

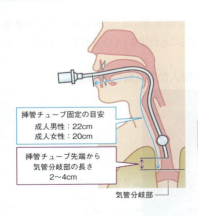

挿管チューブ固定の目安
成人男性:22cm
成人女性:20cm

挿管チューブ先端から
気管分岐部の長さ
2〜4cm

気管分岐部

計算式は
身長(cm)÷10 + 5 cm

2) 気管チューブの位置確認

挿入した気管チューブ位置は，チューブの先端が気管の中央付近にあることが望ましいとされます．

気管挿管後には5点聴診法（上腹部，左右前胸部，両側腋窩部）を行い確認します（図1）．

図1　5点聴診法

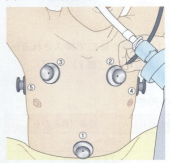

また，胸部X線では気管分岐部の3～5cm頭側で声帯と気管分岐部の中間に位置することが望ましいとされます（図2）．

図2　気管チューブの挿入位置（胸部X線画像）

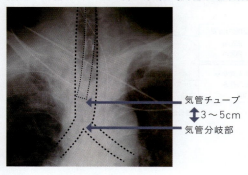

気管チューブは頸部の屈伸で位置が変わり,頸部伸展で2cm浅く,屈曲で2cm深くなる可能性があります.日常の管理は口角で確認を行います(図3).勤務交代時,口腔ケア時に実施します.

図3　口角での確認方法

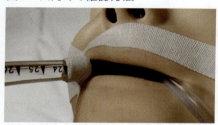

口角23cm固定,
1cm幅テープ使用

　チューブの挿入が浅いと気管から抜けやすくなり,カフによる声帯損傷や反回神経麻痺を起こすリスクがあります.
　逆に深いと,チューブ先端が気管支に迷入してしまい片肺換気となるため,換気不全や気道内圧上昇,酸素飽和度低下,無気肺を生じる可能性があります.

2. カフ圧の管理

気管粘膜の灌流圧は,25ないし35mmHgといわれています.

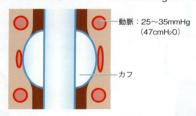

動脈:25〜35mmHg
(47cmH₂O)

カフ

　カフ圧が高いと粘膜が虚血により損傷し,気管支粘膜潰瘍に至る可能性があります(表2).

表2　気道粘膜の血流

	正常圧	高圧による障害
気管動脈圧	30mmHg	壊死
毛細血管圧	18mmHg	うっ血
リンパ管圧	5mmHg	浮腫

　現在は低圧高容量カフが多く使用されており、カフ圧計を用いて20〜30cmH$_2$Oへ調整します．カフ圧が低いと細菌を含んだ分泌物が下気道へ流れ込み、人工呼吸器関連肺炎（VAP）の原因になり得ます．

　VAPの予防として、ATS（American Thoracic Society）の院内肺炎・人工呼吸器関連肺炎ガイドラインではカフ圧20cmH$_2$O以上を維持することが推奨されています[1]．

　また、カフ圧は経時的に低下するため、少なくとも8時間以内にカフ圧計を用いて再調整します（図4）．

　カフ圧が低下するとガスリークが起こり、頸部でゴロゴロとした音が聴取されるようになります．人工呼吸器から送気されたガスが漏れてしまうため、換気量が低下するなどの問題を招きます．

図4　カフ圧計

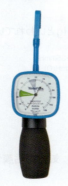

カフ圧計の目盛りが0cmH$_2$Oであること、加圧によって上昇することを確認します．カフ圧計をパイロットバルブに接続し、ゴム球を握って加圧します．

2 人工呼吸器の点検

人工呼吸器を安全に使用するために定期点検,患者使用前,使用時,使用後点検を行います.点検は院内マニュアルに沿って実施されます.

> 定期点検は,使用に備えて機器管理を行います.

1. 患者使用前点検

人工呼吸器の使用開始前に動作確認を行います.人工呼吸器の回路構成は,加湿方法やネブライザーの有無などにより異なるため,院内マニュアルに従います.また,徒手的換気用具,吸引,モニタリング機器の準備と確認もあわせて行います(表1).

表1 使用前点検項目例

電源コード・プラグ	□破損，亀裂がないか □非常電源または無停電電源へ接続されているか
酸素・空気配管	□ガス供給チューブやアダプタプラグに亀裂，破損がないか □供給口に接続されているか
呼吸器外観	□本体・架台・スイッチ・つまみ・表示部（液晶・ランプ）の破損，欠落がないか
各種フィルタの汚損	□人工鼻用フィルタ・人工呼吸器フィルタ・呼吸回路除菌用フィルタに汚染，破損がないか
動作チェック	□セルフチェック機能でエラーがないことを確認する □テスト肺を接続しリークがないか □各表示ランプ・換気モード・バックアップ換気・気道内圧モニタ・アラーム（低圧・高圧・供給ガス低下）・吸入酸素濃度
加温加湿器・給水	□加温加湿器の汚染，破損がないか □電源が接続されているか □チャンバに滅菌蒸留水が入っているか □動作チェック（加温されるか）
呼吸器回路	□回路の接続は正しいか □汚染，破損がないか □ねじれ，折れ曲がりがないか □接続は緩みがなく確実か
徒手的換気用具の有無	□酸素流量計 □用手換気用具：バッグバルブマスクやジャクソンリース回路 □エアークッションマスク
生体情報モニタ	□パルスオキシメータ，心電図モニタ，カプノメータ
吸引装置	□吸引装置が中央配管へ接続されているか □陰圧がかかるか，吸引圧設定は適切か □吸引チューブ（閉鎖式・開放式），口腔ケア物品

2. 患者使用時点検

人工呼吸器設定は医師の指示に基づいて行い，機器の動作状況とあわせて患者の観察を行います．

各種生体モニタ（パルスオキシメータ，心電図モニタ，カプノメータ）を装着し，患者の状態把握に努めます（**表2**）．

表2 患者使用時点検項目例

機器設定	人工呼吸器	□換気モード・最高気道内圧・吸気時間・休止時間・換気回数・一回換気量または設定圧・PEEP・プレッシャーサポート・吸入酸素濃度・立ち上がり時間・呼気終末（サイクルオフ）・トリガー（圧・フロー）
	アラーム	□気道内圧・分時換気量・呼気終末圧・呼吸回数・無呼吸アラーム，生体モニタのアラーム設定
	加温加湿器	□電源，設定温（チャンバー温・口元温）
機器・用具点検	人工呼吸器	□電源コード・プラグ，酸素・空気配管の破損の有無・接続 □呼吸器回路の接続部に緩みがないか（体動や体位変換時に外れるおそれがあるため，触って確認する）（図1） □呼吸器回路の汚染，破損がないか □呼吸器回路内に貯留水がないか，ウォータートラップの位置，接続は適切か □フィルタ類（人工鼻フィルタ・人工呼吸器フィルタ・呼吸回路除菌用フィルタ）の汚染，破損がないか（分泌物や水分により目詰まりを起こす可能性がある）（図2） □異常音の有無
	加温加湿器	□滅菌蒸留水の残量，チャンバーの水位が適切か，加温されているか
	用手換気用具の確認	□酸素流量計 □用手換気用具：バッグバルブマスクやジャクソンリース回路 □エアークッションマスク
	吸引装置ケア物品	□吸引装置が中央配管へ接続されているか □陰圧がかかるか，吸引圧設定は適切か □吸引チューブ（閉鎖式・開放式），口腔ケア物品，カフ圧計
患者の状態	モニタリング値	□換気回数・最高気道内圧・分時換気量・一回換気量 □経皮的動脈血酸素飽和度（SpO_2），呼気終末二酸化炭素分圧（$EtCO_2$）
	グラフィック波形	□非同調波形の有無（トリガー，送気終了のタイミング，送気流量による非同調）
	患者状態	□意識レベル，鎮痛・鎮静評価，呼吸困難感の有無，胸郭の上がり，肺音（呼吸音・副雑音），呼吸数，心拍数，血圧，体温

図1 呼吸器回路の接続確認方法

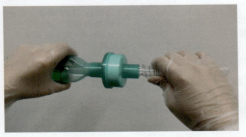

体動や体位変換時に外れることがないよう実際に触って緩みがないかを確認する.

図2 フィルタ汚染

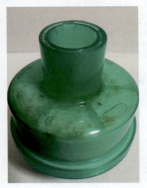

分泌物の付着により流量抵抗の上昇や閉塞の可能性がある.

3. 患者使用後点検

使用後は，汚染や破損の有無について点検を行います.

3 アラームの原因とその対応

アラーム（警報）の見落としや対応の遅れは，生命の危機に直結します．実際の現場では「アラームが聞こえなかった」「不適切なアラーム設定で，患者の状態変化を捉えられなかった」など，さまざまなトラブルが指摘されています．

また，緊急性の無いアラームが頻回に鳴ることは，医療者の慣れを引き起こす可能性があり，対応の遅れを招きます．

患者や機器の変調が確実にとらえられるよう，適切な設定と対応が求められます．

1. アラームに対する基本的な心構え

人工呼吸器に関するアラームの心構えを下記に示します．

- 各勤務でチェックリストに沿って確認します．
- アラーム音量は確実に看護師に聞こえるように設定します．
- アラームの意味を理解し適切に設定します（表1）．
- アラーム設定は人工呼吸器設定変更時に見直し，常に患者の状態にあった設定にします．
- 緊急性のないアラームが頻回に鳴る場合には，患者の不快や医療者の不適切な慣れにつながるためアラーム設定を見直します．
- アラームは完全にオフにせず，患者の処置中などアラーム音が気になる場合はアラーム休止（一時的にオフ，自動復帰する）機構を利用します．

表1 基本的なアラームと設定の目安

項目	設定の目安
機械的作動不良	自動設定
電源供給異常	自動設定
医療ガス供給圧低下	自動設定
酸素濃度	自動設定
呼気分時換気量下限	実測値の70〜80%程度
呼気分時換気量上限	実測値の2倍程度
一回換気量下限	設定値の70〜80%程度
気道内圧下限	最高気道内圧の70%程度
気道内圧上限	最高気道内圧+10cmH$_2$O（肺損傷予防のため上限35〜40 cmH$_2$O未満に設定する）
呼吸回数上限	35〜45回/分
無呼吸	15〜20秒

2. アラーム発生時の対応

アラームが発生した場合,以下のような対応をします.

① 迅速にベッドサイドへ行きます.
② アラームの内容を確認します.
③ 患者の状態を観察し緊急性を判断します.チアノーゼやSpO₂ 90%以下が持続する場合,意識レベルの低下,自己(事故)抜管,不穏などより体動著明で治療継続が困難な場合には,速やかに応援を要請します.
④ アラームの原因を検索し対応します(表2).原因検索ができない場合には,早急に専門家(医師・臨床工学技士等)へ対応を依頼します.原因が解決するまで患者のそばを離れずに,対応と観察を続けます.
＊トラブル発生時には用手換気を検討しますが,PEEP解除による低酸素血症や,気道内圧上昇による圧外傷(気胸)並びに血圧低下などさまざまなリスクがあります.リスク管理を行いつつ確実な手技での実施が求められます.
⑤ 対応後にアラームの消失と患者の状態改善を確認します.

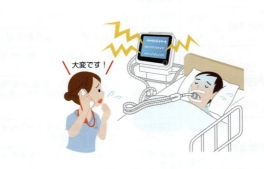

表2 主なアラームと原因・対応例

アラーム		原因
機械的作動不良		人工呼吸器内部の不具合,故障
電源供給異常		コンセントプラグや電源の不具合,故障
医療ガス供給圧低下		配管の接続,耐圧コードの踏みつぶし
酸素濃度		配管の接続,耐圧コードの踏みつぶし,機器不良
呼気分時換気量下限	機器	回路のリーク,外れ,破損,回路屈曲による換気不良,センサ不良
	患者	カフ漏れ,呼吸数や換気量の低下
呼気分時換気量上限	機器	センサ不良,アラーム設定が低すぎる
	患者	一回換気量,呼吸回数の増加
一回換気量下限	機器	回路のリーク,外れ,破損,回路屈曲による換気不良,人工鼻汚染,センサ不良
	患者	カフ漏れ,気道分泌物による閉塞,自発換気量低下
気道内圧下限	機器	回路のリーク,外れ,センサ不良
	患者	カフ漏れ,吸気努力増大による流量不足
気道内圧上限	機器	回路屈曲,閉塞,人工鼻汚染,センサ不良,アラーム設定が低すぎる
	患者	ファイティング,バッキング,気道分泌物による閉塞,気道狭窄,肺コンプライアンス低下
呼吸回数上限	機器	回路リーク,回路内結露によるオートサイクリング,トリガ感度が不適切
	患者	自発呼吸増加,咳嗽,吃逆,ファイティング
無呼吸	機器	回路外れ,回路屈曲,人工鼻汚染による閉塞
	患者	気道分泌物による閉塞,自発呼吸低下・停止,オートPEEP
加湿器		作動不良,温度,水量不足等

対応例
□用手換気に切り替え，人工呼吸器を交換 □医師・臨床工学技士へ連絡
□電源コードの接続，破損の有無を確認 □改善が得られなければ人工呼吸器を交換
□ガス供給口への接続，コード圧迫の有無を確認 □改善が得られなければ用手換気に切り替え設備担当へ連絡
□ガス供給口への接続，コード圧迫の有無を確認 □改善が得られなければ用手換気に切り替え，人工呼吸器を交換し医師・臨床工学技士へ連絡
□回路接続，屈曲の有無，カフ圧を確認 □意識レベル，鎮静深度，呼吸音，呼吸様式，換気量，SpO_2を確認し原因検索・対応 □必要に応じて呼吸器設定変更，鎮静深度調整
□一回換気量・呼吸回数を確認 □呼吸困難感，痛み，不安，不快，発熱，浅すぎる鎮静など影響する要因を検索し対応
□回路接続，屈曲の有無，人工鼻汚染，カフ圧を確認 □気道分泌物の有無，必要に応じて吸引 □意識レベル低下や過鎮静，コンプライアンスの低下が考えられる場合には医師へ報告し対応
□回路接続，カフ圧を確認 □一回換気量，分時換気量やSpO_2，患者の呼吸状態を観察し原因検索・対応
□回路屈曲，人工鼻汚染の有無を確認 □アラーム設定が低すぎることで換気が制限されていないかを確認する． □気道分泌物の有無，必要に応じて吸引実施 □痛みの評価，鎮静深度，呼吸状態を観察し，医師へ報告のもと原因検索・対応
□回路接続，回路内液体貯留の確認と液体貯留時は除去 □呼吸困難感，痛み，不安，不快，発熱，浅すぎる鎮静，呼吸筋疲労など影響する要因を検索し医師へ報告のもと対応 □咳嗽時には口腔咽頭部やカフ上・気管内の分泌物の有無を観察し必要に応じて吸引実施
□回路外れ屈曲，人工鼻汚染の有無を確認 □気道分泌物の有無，必要に応じて吸引を実施 □意識レベル，鎮静深度，SpO_2，バイタルサイン，呼吸状態を観察し，医師へ報告のもと原因検索・対応
□アラーム項目に沿って対応

引用・参考文献〈第 2 章 - II〉

II_2_① 引用・参考文献
1) Guidelines for the Management of Adults with Hospital-acquired, Ventilator-associated, and Healthcare-associated Pneumonia.Am J Respir Crit Care Med. 171(4): 388-416, 2005.
2) 野口裕幸:事例で学ぶ人工呼吸器アラーム対応ーもう, アラームにあわてない! Gakken, p.29, 2015.
3) 一般社団法人日本クリティカルケア看護学会:人工呼吸器離脱のための標準テキスト. Gakken, 2015.
4) 日本麻酔科学会・周術期管理チーム委員会:周術期管理チームテキスト第4版. 日本麻酔科学会, 2020.
5) 青山和義:見える!できる!気管挿管ー写真・イラスト・動画でわかる手技のコツ 第2版. 羊土社, 2009.

II_2_② 参考文献
1) 日本呼吸療法学会人工呼吸管理安全対策委員会:人工呼吸器安全使用のための指針. 第2版. 人工呼吸, 28 (2):210-235, 2011.
2) 日本臨床工学技士会業務安全対策委員会人工呼吸器安全操作マニュアルWG:医療スタッフのための人工呼吸療法における安全対策マニュアルVer1.10, 2003.
3) 厚生労働省医薬品局長通達 (医薬発第248号):生命維持装置である人工呼吸器に関する医療事故防止対策について. 2001.
4) 渡部敏編:医療機器使用者のための警報装置 (アラーム) ガイドライン2001. 平成13~14年度厚生労働科学研究「医療用具の警報装置の現状と問題点の調査研究」に関する調査・研究班, 2003.
5) 一般社団法人日本クリティカルケア看護学会:人工呼吸器離脱のための標準テキスト. Gakken, 2015.
6) 道又元裕, 小谷透, 神津玲:エキスパートナース・ガイド 人工呼吸管理実践ガイド. 照林社, 2009.

II-2_③ 引用・参考文献
1) 日本呼吸療法学会人工呼吸管理安全対策委員会:人工呼吸器安全使用のための指針 第2版. 人工呼吸, 28 (2):210-235, 2011.
2) 日本臨床工学技士会業務安全対策委員会人工呼吸器安全操作マニュアルWG:医療スタッフのための人工呼吸療法における安全対策マニュアルVer1.10, 2003.
3) 厚生労働省医薬品局長通達 (医薬発第248号):生命維持装置である人工呼吸器に関する医療事故防止対策について. 2001.
4) 渡部敏編:医療機器使用者のための警報装置 (アラーム) ガイドライン2001. 平成13~14年度厚生労働科学研究「医療用具の警報装置の現状と問題点の調査研究」に関する調査・研究班編, 2003.
5) 一般社団法人日本クリティカルケア看護学会:人工呼吸器離脱のための標準テキスト. Gakken, 2015.
6) 道又元裕, 小谷透, 神津玲:エキスパートナース・ガイド 人工呼吸管理実践ガイド. 照林社, 2009.
7) 野口裕幸:事例で学ぶ人工呼吸器アラーム対応ーもう, アラームにあわてない! 学研メディカル秀潤社, 2015.

III 人工呼吸器装着患者の気管吸引のポイント

1 人工呼吸患者の気道ケア

　気管吸引は，気道浄化法の1つの手法です．人工気道（①経鼻挿管，②経口挿管，③気管切開）を含む「気道からカテーテルを用いて機械的に分泌物を除去するための準備，手技の実施，実施後の観察，アセスメントと感染管理を含む一連の流れのこと」[1]をいいます．

　気管吸引は**身体的侵襲を伴う**医療行為の1つです．不必要な吸引は患者に苦痛を与え，合併症の可能性を高めること，その実施によって患者の状態が変化することもあります．

　日常的に私たちが行うことが多いケアである気管吸引ですが，このケアを行う必要があるか，アセスメントをすることが重要になります．また，気管吸引を安全かつ効果的に実施できているか，確認のためにも再学習していきましょう．

1. 気管吸引の目的とは？

　気管吸引の最大の目的は「**気道の開存**」です．呼吸仕事量（努力呼吸）や呼吸困難感を軽減することで，患者が安楽に呼吸できることにつながります．

2. 吸引できる部位は？

喀痰が主気管支よりも末梢にある場合は，気管吸引しても喀痰除去はできません．

喀痰除去は，**重力**（体位ドレナージ），**粘性**（加湿による痰の粘稠度），**空気の量と速さ**（咳嗽），の排痰に必要な3要素がそろったときに可能になります．

図1　気管分岐部までの解剖

> 気管：直径約20〜25mm，約11cm長の管で，第2肋骨・胸骨角の高さで左右気管支（内径10mm）に分岐しています．右主気管支（約2.5cm長）は左主気管支（約4.5cm）に比べ太くて短く垂直方向に走行しています．

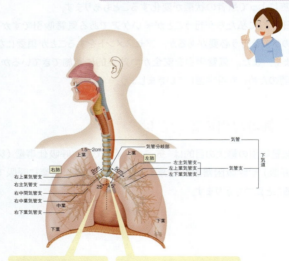

> 右気管支の方が太くて短く垂直方向に走行しており，右気管支にカテーテルが入りやすくなります．

> 気管吸引できるのは「気管分岐部」まで！　これよりも深い位置に痰があると吸引できないので，体位ドレナージで痰を誘導します．

3. 気管吸引によって起こりうる合併症とは？

気管吸引によって生じる合併症を，**表1**に示します．

表1 気管吸引によって生じる合併症

- 気管粘膜損傷
- 低酸素，低酸素血症
- 肺胞虚脱・無気肺
- 血圧変動
- 肺炎
- 不整脈，徐脈，頻脈
- 頭蓋内圧亢進
- 感染

気管吸引によって生じる合併症を予防するために注意するポイントを**図2**に示します．

図2 吸引による合併症予防のポイント

☐ 患者へ声かけを行い，吸引カテーテルの挿入は愛護的に行いましょう．

➡ **上下にカテーテルを動かすピストン運動など，無理な吸引操作によって気管・気管支壁を損傷する危険性がある．**

◆ 挿入の長さ

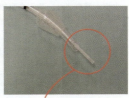

吸引カテーテルの長さは気管チューブの+2〜3cm

☐ 吸引カテーテルは，気管チューブ内径の1/2以下のサイズ［**気管チューブの内径（mm）×1.5（Fr）**］を選択，吸引圧は−150〜−200mmHg（−20〜−25kPa）に設定しましょう．吸引カテーテルを挿入する長さは，気管分岐部直上までで，気管チューブの長さ+2〜3cmが目安です．気管チューブと吸引カテーテルの目盛りを使用して，挿入の長さを調節しましょう．
※気管カニューレ内腔の長さは7〜10cm程度です．

➡ **細い吸引カテーテルを使用することで，吸引抵抗が高いため吸引圧と時間が必要になり粘膜損傷，低酸素血症の危険性がある．**

□ 気管吸引操作では，気管内の酸素も吸引されるため低酸素血症を生じやすいため，呼吸状態が悪い患者に対して，人工呼吸器の「100％酸素投与モード」を使用し，高濃度酸素を投与し気管吸引を実施します．

□ 吸引時間は10秒以内を目標に，できるかぎり短い時間で行いましょう．
➡ 過度の吸引圧によって肺胞の虚脱や低酸素血症，気管壁の損傷，出血を起こす危険性がある．
➡ 吸引時間が長いほどSpO₂値低下が大きく，気管粘膜損傷や無気肺の危険性がある．

□ 施設によって使用する物品は異なりますが，人工呼吸器使用中は可能なかぎり閉鎖式気管吸引が推奨されています．人工呼吸器の接続部が外れることで酸素投与の中断，PEEPが解除され低酸素血症や肺胞虚脱につながるリスクがあるためです．

◆ 閉鎖式気管吸引

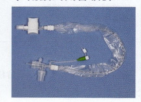

➡ 低酸素血症や気道刺激による迷走神経反射は不整脈や徐脈，血圧低下を引き起こす原因となり得る．

□ 閉鎖式気管吸引がない場合は，人工呼吸器の接続を外し大気に開放させて気管吸引を行いますが，PEEPが解除されるため，より短時間で実施します．

□ 適切な加温加湿（加温加湿器，人工鼻）によって末梢の分泌物を中枢へ移動させ，吸引を実施しましょう．
➡ 加湿不足によって，喀痰による気管チューブの閉塞の危険性がある．

□ 気管吸引は，血圧変動や不整脈の出現，SpO₂値の変動を確認しながら実施しましょう．

気管吸引は患者にとって侵襲的な苦痛を伴う処置です．今，気管吸引が必要かどうかをアセスメントすることが重要です．

以下のような**分泌物貯留のサインを確認**し，気管吸引の必要性を判断しましょう．

> **参考　分泌物貯留のサインとグラフィックモニタの波形**
>
> ・努力性呼吸が強くなっている．
> ・気管分岐部付近で聴診し，分泌物貯留がある副雑音を聴取，また呼吸音の低下がある．
> ・視覚的に気管チューブ内に分泌物が確認できる．
> ・気道内圧の上昇（量設定モードの場合），換気量の低下（圧設定モードの場合）がある．
> ・グラフィックモニタにおけるフローボリュームパターンの変化がある（図3）．
>
> **図3　結露・痰貯留**
>
>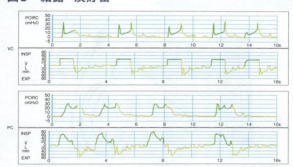
>
> ╱大量の結露貯留や気道内の痰貯留がある場合，人工呼吸器グラフィックモニター圧波形やフロー波形に細かい揺れを認めます．

第2章　人工呼吸管理の実際〜どこに注意して，何を，どうアセスメントする？

4. カフ圧管理は重要？

　カフ圧の役割は，カフ上分泌物の垂れ込み防止・人工呼吸器の換気漏れ防止です．

　カフ圧が高すぎると，気管壁を圧迫し，気道粘膜を損傷するおそれがあります．

　カフ圧が低すぎると，分泌物の垂れ込み（分泌物の誤嚥により人工呼吸器関連肺炎：VAPの原因にもなる！），**人工呼吸器の換気漏れが起こる**可能性があります．

　カフ圧は体動や自然脱気により変動するため，カフ圧計を用いて定期的な適正圧：20〜30mmH$_2$Oの調整が必要です．調整時間は8時間以内，オーラルケアなど分泌物の垂れ込みが起こりやすいケアの前などに行います．

> **参考　カフの自動調整デバイス**
>
>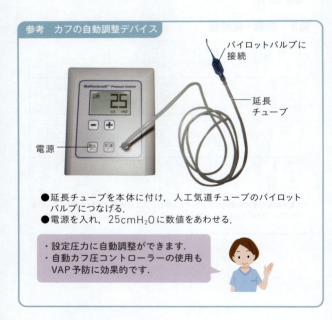
>
> - 延長チューブを本体に付け，人工気道チューブのパイロットバルブにつなげる．
> - 電源を入れ，25cmH$_2$Oに数値をあわせる．
>
> ・設定圧力に自動調整ができます．
> ・自動カフ圧コントローラーの使用もVAP予防に効果的です．

5. 効果的な気管吸引ができましたか？

　実施された気管吸引が効果的，安全に実施できたのか視診，触診，聴診を行い確認します．

表3　吸引後の観察項目

□理学所見：視診：呼吸数，呼吸様式，胸郭の動き，皮膚色，表情
　　　　　　触診：振動や胸郭の拡張性
　　　　　　聴診：副雑音の有無
□血行動態：心拍数，脈拍数，血圧，心電図
□ガス交換所見：経皮酸素飽和度，動脈血ガス分析値
□分泌物：色，量，粘性，におい，出血の有無
□主観的不快感：痛みや呼吸困難感の訴えなど
□咳嗽力
□気道抵抗（最高気道内圧の低下，最高気道内圧とプラトー圧の差の減少
□換気量の増加，フロー曲線ののこぎり歯波形の消失（図3）

　効果が得られないときは，加湿加温管理や体位ドレナージなどの他の方法を検討します．

引用・参考文献〈第2章 - Ⅲ〉

1) 日本呼吸療法医学会気管吸引ガイドライン改訂ワーキンググループ：気管吸引ガイドライン2013（成人で人工気道を有する患者のための）．p.78，2013．
2) 日本呼吸療法医学会気管吸引ガイドライン改訂ワーキンググループ：気管吸引ガイドライン2013（成人で人工気道を有する患者のための）．p.78-89，2013．
3) 一般財団法人 日本集中治療医学会看護テキスト作成ワーキンググループ編；集中治療看護師のための臨床実践テキスト療養状況と看護編．p.62-64，真興交易（株）医書出版部，2019．
4) 道又元裕：正しく・うまく・完全に気管吸引・排痰法．南江堂，2012．
5) 人工呼吸器の基礎6：グラフィックの見方（応用）コヴィディエンジャパン株式会社
https://asiapac.medtronic.com/content/dam/covidien/library/jp/ja/clinicaleducation/rms/respiratorycare/venti6-clinical-new-web.pdf（2024年1月10日閲覧）

Ⅳ 人工呼吸器装着患者のポジショニングのポイント

1 ポジショニングの目的

ポジショニングとは,「体位を一定時間保持することにより,換気やガス交換の改善を目的に行われる方法」[1]と定義されています.

人工呼吸では横隔膜の動きが悪く,背側の肺は腹腔内臓器に圧迫されて空気が入りにくく,圧迫が少ない腹側の肺に空気が入りやすくなります.このため,肺血流が変化しやすくガス交換の効率が悪くなり,換気血流比不均衡を起こします.

また,背側の肺は重力や腹腔内臓器の圧迫でつぶれやすく,下側肺障害,ガス交換障害を起こす可能性があります.このようなリスクがあるため,人工呼吸器装着患者の体位管理は呼吸状態だけではなく全身を観察し,安全に実施する必要があります.

介入前後で必ず視診,聴診,触診し身体所見を評価し,必要性とその効果をアセスメントしましょう.

1. 理学療法

人工呼吸器装着患者の理学療法は喀痰のドレナージ,無気肺・下側肺障害などの予防のために行います.

咳嗽により気道まで痰を喀出することが困難な場合,十分な加温加湿を行ったうえで,体位ドレナージなどの理学療法で痰を誘導していきます.

分泌物が貯留した肺区域(図1)を上にした体位をとることで,重力を利用して分泌物を移動・排出させる方法です(図2).

粘液が貯留している部位を上にすることで分泌物がドレナージ

され，酸素化が改善します．

また，粘液貯留部位に換気が入りやすくなり，換気分布の変化がみられ，換気血流比の不均衡の改善にもつながります．下側肺障害では前傾側臥位や腹臥位を行いますが，人工呼吸器装着中の患者が腹臥位をとる場合にはマンパワーの必要性やライン類のトラブル，循環動態の変動，皮膚損傷などのリスクがあります．

安全に実践できるように，十分な知識を持ち患者にどのような体位管理が必要かを，医師や理学療法士などと検討しながら行うようにしましょう．

図1　肺野の分類

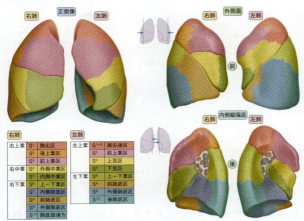

図2 肺区域別，体位ドレナージ

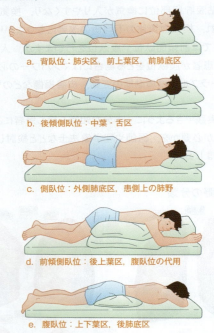

a. 背臥位：肺尖区，前上葉区，前肺底区

b. 後傾側臥位：中葉・舌区

c. 側臥位：外側肺底区，患側上の肺野

d. 前傾側臥位：後上葉区，腹臥位の代用

e. 腹臥位：上下葉区，後肺底区

2. VAP（人工呼吸器関連肺炎）予防

　VAPとは，気管挿管による人工呼吸器開始後48時間以降に発症する肺炎を指します．

　仰臥位で患者を管理すると，胃内容物が口腔咽頭に逆流し，VAPの発症率が増加します．このためベッドの頭部を上げる体位は，仰臥位と比較してVAP発症率を低下させます．VAPバンドルでは，頭部挙上30°以上での体位管理が推奨されています．また，人工呼吸器装着中の患者が頸部後屈位となることで，口

腔・鼻腔から分泌物がカフ上へ垂れ込みのリスクがありVAPのリスクが高まります．適切なポジショニング，体位管理によってVAP予防を実践していきましょう（VAPの詳細は，第3章-Ⅰ-③ p200を参照）．

3. 褥瘡予防

人工呼吸器装着中の患者は鎮静中の患者が多く，自動運動ができない状態で，原疾患から組織の浮腫や低栄養によって皮膚が脆弱化し，皮膚損傷や褥瘡発生リスクが高い状態にあります．そのため，その患者に合った体位管理，継続時間を検討し実施する必要があります．

循環動態の変動が著しい場合には，体圧分散マットレスの選択や大きく体位変換はせず，スモールチェンジを取り入れて体位管理を実践していきましょう．

4. リラクゼーション（緊張の緩和）

人工呼吸器装着中の患者は自動運動ができない状態です．自分で動けない状態のため，体位調整によって安楽に過ごすことができるようにしましょう．患者の表情変化や筋緊張の有無，体位変換後の循環動態変動の有無などを観察し，患者にとって効果的で安楽な体位であるかをアセスメントしましょう．

体位変換のチェックポイントを以下に示します．

◆体位変換後のチェックポイント

□体位変換後のバイタルサインの変動,呼吸状態の変化がないか.
□患者の表情はどうか(不快感や疼痛の出現はないか).
□人工呼吸器回路は引っ張られていないか.
□気管チューブの挿入長は変わりないか.(デバイス類の挿入長も確認)
□点滴ライン,モニターコードなどが皮膚に当たっていないか.
□抑制帯を使用している場合は,適切な位置で固定されているか.

体位変換の前に気管内に水分,分泌物の流入防止のため,人工呼吸器回路内の水分除去・カフ上部吸引を実施します.

引用・参考文献〈第2章 - IV〉

1) 宇都宮明美:体位と呼吸管理.人工呼吸,27(1):64,2010.
   https://square.umin.ac.jp/jrcm/pdf/27-1/kikanshi27_1_pdf03.pdf(2024年1月10日閲覧)
2) 一般財団法人 日本集中治療医学会看護テキスト作成ワーキンググループ編:集中治療看護師のための臨床実践テキスト療養状況と看護編.p.67, 72, 真興交易, 2019.
3) 日本集中治療医学会 ICU機能評価委員会:人工呼吸関連肺炎予防バンドル2010年改訂版
   https://www.jsicm.org/pdf/2010VAP.pdf(2024年1月10日閲覧)
4) 道又元裕:正しく・うまく・完全に気管吸引・排痰法.南江堂,2012.

人工呼吸器装着患者の食事介助のポイント

経口挿管か気管切開か

　人工呼吸器装着中の患者の場合でも，栄養管理の選択肢は「**経腸栄養／経口栄養**」となります．

　しかし，人工呼吸器装着中の患者は，経口からの食事摂取は不可能だと思う方も多くいるのではないでしょうか．そのような方の多くは，経口挿管され人工呼吸器装着中の患者をイメージしているのではないかと思います．

　摂食・嚥下運動には，5期モデル（①先行期＝認知期），②口腔準備期，③口腔期，④咽頭期，⑤食道期）があります（**図1**）．

Memo

図1　嚥下の5期モデル

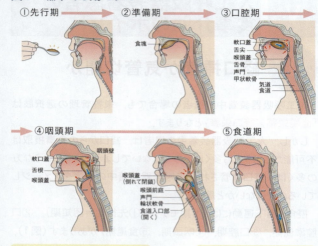

気管チューブの影響により、喉頭蓋が開いたままの状態となり、気管への誤嚥を引き起こすリスクが高いため、経口摂取は不可能と考えられている．

経口挿管患者の場合、口腔内に気管チューブが挿入されているため、②口腔準備期での咀嚼と食塊形成が困難となる．

　一方、気管切開の場合は、喉頭部分は独立しているため球麻痺※を生じるような神経筋疾患の状態でなければ、**経口摂取は可能**となります[2]（図2）．

※球麻痺
延髄にある三叉神経や顔面神経、迷走神経、絶飲神経などの神経核の麻痺により、嚥下障害や構音障害などが生じる．
脳卒中や脳腫瘍、筋萎縮性側索硬化症、ギランバレー症候群などが原因疾患となる．

図2 経口挿管と気管切開の経口摂取

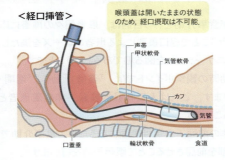

<経口挿管>

喉頭蓋は開いたままの状態のため, 経口摂取は不可能.

声帯
甲状軟骨
気管軟骨
カフ
気管
口蓋垂　輪状軟骨　食道

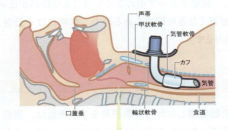

<気管切開>

声帯
甲状軟骨
気管軟骨
カフ
気管
口蓋垂　輪状軟骨　食道

チューブの接触がつよく, 嚥下時, 気管に蓋をすることができるため, 経口摂取は可能.

1. 観察のポイントは「姿勢」「動作」「咀嚼・嚥下」

　看護師が食事介助を行う目的は，患者個々の障害に応じた食事介助を行うことで経口摂取による患者のニーズを満たし，患者とのコミュニケーションを図る場であるということです．

　食事介助時の観察ポイントでは，「姿勢」「動作」「咀嚼・嚥下」などがあります．これは人工呼吸器装着，非装着患者ともに共通していることです．

　気道は体の前面，食道は後面にあるため，食事介助では頭部挙上や頸部を前屈させることで誤嚥予防を行います[3]．

　また，前述したように気管切開では喉頭部分は独立しているとはいっても，気管チューブのカフの影響により食道が圧迫され，蠕動運動が悪くなる可能性もあるので，誤嚥には十分注意をする必要があります．

2. 呼吸状態とモニタリングの変化を観察

　人工呼吸器装着しながら食事摂取をする患者は，原疾患（人工呼吸が必要となった原因）が改善またはコントロールはできているが，離脱するまでには至っていない状態です．

　食事介助時は，呼吸状態のフィジカルアセスメントに加え，人工呼吸器のモニタリングの変化にも注意する必要があります（例えば，食事摂取前後の気道内圧や一回換気量の変化など）．ほとんどの場合，人工呼吸器は緩やかな設定（自発呼吸モードなど）になっているでしょう．

　しかし，陽圧換気のため，健常時のような摂取ができるとは限りません．少量の経口摂取は，食後の呼吸困難や満腹感を避けることができ，有効であることも示されています[4]．

3. 多職種でかかわる

　食事は，マズローの5段階要求の中の生理的欲求であり，土台となる部分です．経口摂取できる喜びを感じることで，精神面の安定にもつながります．

　人工呼吸管理を要し，気管切開，経口摂取が可能となるまでには長期間に及ぶこともあります．早期より，摂食・嚥下にかかわるリハビリテーションを行い，機能維持（低下予防）に努める必要があります．

　看護師が行う日々の口腔ケアの際，口腔内の清潔を保持する目的の器質的口腔ケアだけではなく，口腔内や口唇などのマッサージを行う機能的口腔ケアを取り入れることもケアのポイントの1つです．

　院内のNSTやRSTなどを活用し，多職種でかかわることで，安全な食事介助ができると考えています．

引用・参考文献〈第2章 - Ⅴ〉

1) 横山仁志，渡邊陽介：ICUリハポケット手帳．p.160-161，ヒューマン・プレス，2022．
2) 道又元裕：人工呼吸ケア「なぜ・何」大百科．p.249-250，照林社，2008．
3) 横山俊樹：観察とアセスメントは解剖生理が9割-ICUナースのための解剖生理．p.16，メディカ出版，2022．
4) 増居洋介：ブラッシュアップ人工呼吸管理．p.239，照林社，2023．

VI 人工呼吸器装着患者の口腔ケアのポイント

1 人工呼吸器装着患者の口腔内はどうなっている？

　人工呼吸器使用患者は，気管チューブが挿入されていることにより，常に口が開きやすい状態となっています．また，年齢や投与中の薬剤・体内の水分バランスなどさまざまな要因で口腔内が乾燥しやすくなります．

　口腔内の乾燥は，唾液による自浄作用の低下・う歯の発生・口臭・口腔内細菌の増殖によるバイオフィルムの形成につながります．そのため，人工呼吸器使用患者では，口腔内で増殖した細菌が肺に流れ込むことで起きる，人工呼吸器関連肺炎（VAP）予防のため口腔ケアが重要です．

1. 口腔ケアの必要物品は？

　口腔ケアの使用物品は，施設ごとに違いがあります．ここでは一般的に用いられている物品を紹介します（図1）．

　洗口液に関しては，海外ではVAP予防のため0.12〜2.0%のグルコン酸クロルヘキシジン（以下クロルヘキシジン）が口腔ケアに使用されています．日本国内では，アレルギー報告のため高濃度クロルヘキシジンの使用が禁止されており，市販されているクロルヘキシジンの濃度ではVAP予防に対する効果は不明です．

　また，クロルヘキシジン以外に殺菌作用と抗カビ作用をもつ，塩化セチルピリジニウム（CPC）が含まれた製剤も使用されています．

　最近では，洗口液や保湿剤・スポンジブラシと吸引嘴管が一体化された製品も販売されており，口腔ケア用品は充実してきてい

図1　口腔ケアの必要物品

○口腔ケア必要物品
・コップ2個（清掃用・すすぎ用）
・スポンジブラシ
・歯ブラシ（歯間ブラシ・タフトブラシ）
・個人防護具（マスク・エプロン・ゴーグル）

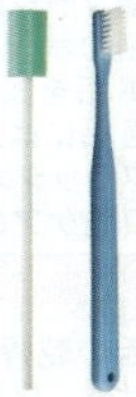

○状況にあわせて必要な物
・洗口液
・保湿剤（口腔内の乾燥が強い場合）
・デンタルブロック（開口が困難な場合）
・排唾管（口腔内の唾液が多い場合）

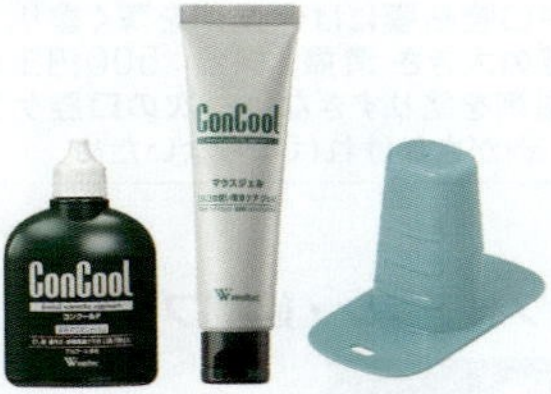

ます．患者の状態にあわせた口腔ケア物品を選択しましょう．

デンタルブロックを使用すると，口腔内の観察が容易になります．

2.「ブラッシングケア」と「維持ケア」を定期的に行い，口腔内環境を保持する

日本クリティカルケア看護学会が発行している『気管挿管患者の口腔ケア実践ガイド』では，「ブラッシングケア」と「維持ケア」に分けられます．

「ブラッシングケア」は，ブラッシングによる歯垢の除去と，除去した歯垢を洗浄し回収することを指します．

「維持ケア」は，口腔内の唾液や汚染物を徐々し，口腔内の乾燥を水や保湿剤を使用して加湿することを指します．それぞれのポイントを表1に示します．

表1 ブラッシングケア・維持ケアのポイント

○ブラッシングケアのポイント
・歯ブラシはヘッドの小さい物を使用する． ・歯の状況にあわせてタフトブラシ・歯間ブラシを使用 ・歯垢を除去した後は口腔内を拭う． （歯垢には大量の菌が含まれている） ・ブラッシングのストロークは細かくする． （口腔ケアの飛沫が飛散するため）

○維持ケアのポイント
・舌の乾燥が強い場合，いきなりスポンジで擦ると痛みを生じる．最初は水・保湿スプレーを使用し保湿から始める． ・舌や口腔粘膜には保湿剤を薄く塗り，乾燥を防ぐ．（量の目安 保湿：1円玉の大きさ 清掃／保湿：500円玉の大きさ） ・保湿剤を塗りすぎない．次の口腔ケア時に乾燥した保湿剤が汚染となり，剥がさなければならないため．

◆ タフトブラシ・歯間ブラシ

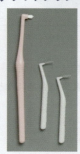

図2 　口腔ケアの実施例

○ 6時間間隔の場合

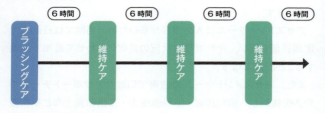

○ 4時間間隔の場合

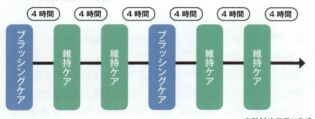

文献1)を参考に作成

> 「ブラッシングケア」は，1日1〜2回実施することが望ましく，「維持ケア」は「ブラッシングケア」を含めて1日4〜6回実施することが望ましく，それぞれのケアを等間隔に行います(図2)．
> 口腔内のみでなく，気管チューブに付着している汚れや，ブラッシングで飛散した歯垢を十分に回収することでVAP予防につながります．

3. 口腔内の状況はスケールで評価

　口腔ケアをする際に，実際に口腔内がどのような状況になっているのか観察し，記録に残していると思います．

　口腔内の観察といっても，観察内容は人それぞれになりやすく，表現にばらつきが出てしまい，統一した評価が難しくなります．そのため，『気管挿管患者の口腔ケア実践ガイド』では，Oral

Assessment Guide (OAG), The oral health assessment tool (OHAT) など，アセスメントツールの使用が推奨されています．

アセスメントツールは入力項目が多いため，当院では日勤帯で定期評価を行い，それ以降は状況の変化にあわせて追加で評価することとしています．

また，アセスメントツールの結果で口腔ケアサポートチームの介入を依頼し，歯科医師・歯科衛生士・言語聴覚士など多職種で口腔内の環境保持に取り組んでいます．

> ※口腔アセスメントシートOral Health Assessment Tool 日本語版（OHAT-J）
> OHATは，歯科医療者でなくても口のアセスメントができる簡便な口腔スクリーニング用紙です．口の問題8項目(口唇，舌，歯肉・粘膜，唾液，残存歯，義歯，口腔清掃，歯痛)を健全（0点）から病的（2点）までの3段階で評価します．口腔環境を数値化でき，口の問題を多職種間で共通言語化できるため，医科歯科連携もしやすくなります．OHAT-Jは，日本語に翻訳されたものです．
> https://www.ohcw-tmd.com/research/ohat.html

4. 口腔ケア方法統一に対する取り組み

口腔ケアの必要性・必要物品・実施頻度がわかっていても，実践する看護師の手技の統一が問題となります．

口腔ケアは，すべての看護師が統一された手順で，安全に質を維持して行う必要があります．そのためには，定期的な手順の確認や研修会を通して質の維持を図ることも大切となります．当院では，新入職者や他部署から異動してきたスタッフに対し，

口腔ケアポケットマニュアルを配布し手技の統一を図っています（図3）.

口腔ケアは，すべてのスタッフが毎日行うケアであるため，部署全体で質の維持と向上に努めることをお奨めします.

図3　院内口腔ケアポケットマニュアル

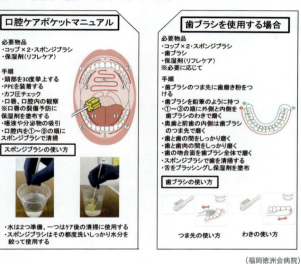

（福岡徳洲会病院）

引用・参考文献〈第2章-Ⅵ〉

1) 一般社団法人日本クリティカルケア看護学会口腔ケア委員会：気管挿管患者の口腔ケア実践ガイド
https://jaccn.jp/msup/wp-content/uploads/2023/07/OralCareGuide_202102.pdf（2024年1月23日閲覧）
2) 坂本春生：口腔ケアと肺炎予防の関係－最新エビデンスを踏まえて．感染対策ICTジャーナル，12(2)：148-152，2017.
3) 足立淑子：口腔ケアの基本－口腔ケア用品・キットの種類からケア技術まで．感染対策ICTジャーナル，12(2)：172-178，2017.

Memo

第 3 章

人工呼吸器と合併症

I 人工呼吸器装着中の合併症とその対応

①気道・回路（挿管・気管切開チューブ）関連の合併症

②人工呼吸器設定関連の合併症

③人工呼吸器関連肺炎（VAP）

④体動制限や臥床関連

人工呼吸器装着中の合併症とその対応

気道・回路（挿管・気管切開チューブ）関連の合併症

1. 事故（自己）抜管

　人工呼吸管理をしている患者のケアの中で，看護師が一番注意していることは，事故（自己）抜管です．事故（自己）抜管は，患者の生命に影響を与える状況になるため，注意していかなければならない合併症の1つです．

1）事故（自己）抜管の原因

　患者は自分が置かれている現状を認識できず，挿管チューブの不快，苦痛を感じ本能的に手が口元にいってしまいます．
　抑制をしていても，体動やヘッドアップによる体位のズレから徐々に抑制の緩みが生じます．口腔ケア時の突然の体動や，吸引時に患者が首を左右に振る，咳嗽や舌で挿管チューブを押し出すことで，固定しているテープ（気切の場合は紐の緩み）が剥がれやすくなります．
　また，体位変換時や検査の移動時など，挿管チューブが引っ張られることで事故（自己）抜管につながります．

2）事故（自己）抜管時の対応

　発見時は患者のそばから離れずに大声で医師，看護師を呼びます．医師，看護師が到着したら救急カート，再挿管の準備を依頼します．
　発見者は患者を仰臥位にし，気道確保を行いバッグバルブマスクにて徒手的換気を行います．患者の呼吸状態（呼吸回数，

呼吸様式, 咽頭喘鳴, SpO_2, チアノーゼの有無), バイタルサイン, 意識レベルの観察をします.

自発呼吸がない場合は, 再挿管になります. 事故(自己)抜管はカフが膨らんだ状態で気道を通るため, 気道損傷や浮腫が起こることで再挿管が困難になる可能性があります. トラヘルパー等の気管切開の準備も必要です.

自発呼吸がある場合は, 酸素マスクを装着し酸素投与を行います. 酸素濃度は抜去前と同程度の酸素濃度から始め, SpO_2 が低ければ増量します. その後は, 血液ガスと呼吸状態を観察していきます.

気管切開孔の場合, 自発呼吸がなく, 呼吸状態が不安定なときは気管切開孔を清潔なガーゼで覆います. 気管切開孔をガーゼで覆わなければ, 送り込んだ空気が漏れてしまい十分な換気ができなくなります(図1).

図1 気管切開孔のある患者の事故(自己)抜管時の対応

口鼻をバッグバルブマスクで覆って徒手的換気します. 永久気管孔の患者は気管切開孔をガーゼで覆うと窒息してしまいます. ガーゼで覆うことはせず, 気管切開孔にバッグバルブマスクをあて用手換気します.
すぐに新しい気管切開チューブを挿入するため, ベッドサイドには使用している同じサイズと1つ小さいサイズのものを置いておくことが大切です.

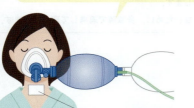

清潔なガーゼで覆う

自発呼吸がなく, 呼吸状態が不安定なときは, 気管切開孔を清潔なガーゼで覆います!

> 自発呼吸がある場合は気管切開孔に酸素マスクを装着し酸素投与を行います．準備が整ったら気管切開チューブを再挿入します．
> 気管切開孔を閉じるための訓練(スピーチカニューレへの変更)をしている患者で自発呼吸が安定していれば，再挿入せず経過をみます．

3) 事故（自己）抜管を起こさせないための予防策

事故（自己）抜管を起こさないための予防策として，以下の①〜⑥を意識して行いましょう．

①挿管チューブの不快は，苦痛を生じ，本能的にチューブを取り除こうとする行動をとります．鎮痛・鎮静管理を適切に行い，患者の精神的ストレスの軽減を図ります．

②挿管チューブの固定方法を確実に行います．挿管チューブと固定テープとの間に緩みがないように固定します．

③口腔ケア時には挿管チューブが動くことで挿管チューブの不快，苦痛が増強しないよう，疼痛評価と看護師が挿管チューブを動かないように手でしっかり固定しながらケアを行います．

④体位変換や移動時は，人工呼吸器回路が引っ張られないように呼吸器回路を固定します．また1人では行わず，数人で役割を決め(挿管チューブを持つ人，身体を支える人など)体位変換や移動をします．

⑤体位のズレを予防します．

⑥せん妄を起こさせないために，多職種で連携して取り組みます．

2. リーク

　リークとは，挿管チューブ，人工呼吸器の回路から空気が漏れている状態のことをいいます．

　リークが疑われる場合には，患者の状態を把握していくことが重要です．呼吸状態（呼吸音，呼吸回数，一回換気量，SpO_2，顔色，チアノーゼ），循環動態を観察します．

1) リークが発生する原因

　リークが発生する原因としては，挿管チューブの位置，カフ異常（カフからの漏れ，カフの加圧不足，カフの破れ）が考えられます．

　また，患者の体位変換などで回路が引っ張られたり，ベッド柵に回路を挟むことで回路に亀裂が生じたりすることがあります．人工呼吸器回路の接続部の緩みや外れによってもリークが起きます．

Memo

2) リーク発生時の対応

 カフからリークがあると，患者から声が漏れます．声が漏れるときはカフの異常が考えられ，十分な換気が行えていない可能性があります．異常時は徒手的換気へ切り替えます．
 以下の①〜③の手順で対応していきます．

---

① 挿管チューブの口角の位置を確認します．挿管チューブ，気管切開チューブが抜けかけている場合は慌てて再挿入せず医師に報告します．慌てて挿入すると挿管チューブは食道への誤挿入，気管切開チューブでは皮下に迷入してしまいます．

② カフ圧調整を行います．カフ圧が上がらない，人工呼吸器の換気量が低下しているときはカフ損傷を疑い挿管チューブの交換が必要です（図2）．

図2 カフの損傷

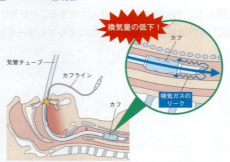

独立行政法人医薬品医療機器総合機構（PMDA）．気管チューブの取り扱いの注意について：PMDA医療安全情報臨時号No.30（2012年4月）
https//www.pmda.go.jp/files/000146088.pdf[2022.10.30]

③ 人工呼吸器のガスの流れ（吸気から呼気）に沿って接続部を確認します．
 ・接続部の緩みや亀裂のある部品は交換します．
 ・原因特定に時間がかかる場合は呼吸回路の交換，人工呼吸器本体を交換します．

3) リークを起こさないための予防策

リークを起こさないためには，以下の①～⑤に沿って確認を行います．

①人工呼吸器の接続に緩みや外れがないか，各勤務時に人工呼吸器チェックリストに沿って確認します(図3)．

図3 人工呼吸器接続部分のチェック

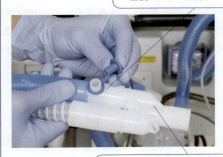

接続部からのリークが起こりやすい
→温度センサーが外れやすい

Yピース部分は外れやすいため要注意！

②体位変換のときは，人工呼吸器回路に余裕をもたせ，蛇管ハンガーの固定を外し，回路を保持しながら移動します．患者の体位を整え，回路が安定したところでハンガーに取り付けます．

③患者が歯でカフラインを噛み切ってしまうことがあるため，バイトブロックなどを使用してカフラインが当たらないよう工夫をします．

④各勤務帯でカフ圧の調整と確認を行います．

3. 回路閉塞

1) 回路閉塞の原因

回路閉塞の原因の一番に考えられるのは, 痰などの分泌物貯留です. 加温加湿が不十分だと痰の粘稠度が強くなり, 挿管チューブが閉塞しやすくなります. 加温加湿器の電源入れ忘れ, 蒸留水の交換忘れで加温加湿がされないままガスが送気され, 分泌物がかたくなり挿管チューブ内の閉塞が起きる可能性があります.

また, 挿管チューブの屈曲や患者による挿管チューブの咬合があります. ベッドのヘッドアップやダウン, 体位変換などで人工呼吸器の回路がベッドの隙間や患者の体位に挟まったり, 折れ曲がったりすることで閉塞が起こります.

2) 回路閉塞時の対応

回路閉塞時には, 以下の①, ②の対応を行います.
①気道分泌物による内腔の狭窄や閉塞がある場合は, 気管吸引により分泌物を取り除きます.
②痰が粘稠であり吸引が困難な場合は, 挿管チューブの交換をします.

3) 回路閉塞を起こさないための予防策

回路閉塞を起こさないためには, 閉塞の原因となる因子を取り除いたうえで, 観察することが重要です.
①痰の粘稠度を観察し, 加湿が適切か評価を行います.
②患者がチューブを咬合している場合は, 苦痛を感じているということです. そのため早期から鎮痛鎮静の評価を行い, 苦痛の緩和を図っていきます.

4. 気道損傷・咽頭喉頭浮腫

1) 気道損傷・咽頭喉頭浮腫の原因

挿管チューブによる気道損傷・咽頭喉頭浮腫の原因は，挿入時の操作（挿管チューブの不適切なサイズの選択，スタイレットが挿管チューブの先から出ている）による刺激と，挿管チューブやカフによる長期間の気道の圧迫です．

2) 気道損傷・咽頭喉頭浮腫発生時の対応と予防策

気管挿管時の挿管チューブの適切なサイズ選択と，スタイレットが挿管チューブの先端から出ないように準備します．

挿管チューブのカフが声帯や反回神経を圧迫することで反回神経麻痺を起こし，嗄声が生じます．そのため，適切なカフ圧管理を行い予防します．

挿管チューブ抜去後は呼吸回数，呼吸様式，SpO_2，吸気性喘鳴，呼吸困難の有無，嗄声の有無を観察します．

咽頭喉頭浮腫による気道狭窄があると判断したときは，再挿管を行います．

5. 片肺挿管

1) 片肺挿管の原因

気管支は左右の角度が異なるため，右主気管支への片肺挿管になりやすいです．左肺に換気されないことで低酸素血症や右肺が過度に膨らみ，圧外傷性気胸を起こします．

2）片肺挿管発生時の対応と予防

　肺の5点聴診，胸郭の動きの観察，挿管チューブの深さの確認をします．

　気管挿管後に挿管チューブの位置を確認するため，胸部X線撮影を必ず行います．

　また，清拭や体位変換などにより挿管チューブが深く入り込んでしまうことがあるため，ケア（清拭，口腔ケア，体位変換時）の後は胸の上がりや呼吸音，SpO_2や人工呼吸器の換気量に変化がないか観察することが重要です．

　異常時は胸部X線画像を撮影し，挿管チューブが正常な位置にあるかどうかを確認します．

参考　片肺挿管となった例

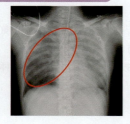

鈴木銀河監，渕本雅昭編：画像の見方・読み方・アセスメントとケア ナースポケットブック mini．p.82，Gakken，2022．

引用・参考文献〈第3章-Ⅰ-①〉

1) 道又元裕編：新人工呼吸ケアのすべてがわかる本．p.157，213，216，256，照林社，2020．
2) 三浦まき，中村綾子編：すべてのナースに使える！ 人工呼吸ケア．エキスパートナース，38(6)：99-100，140-141，147-148，照林社，2022．
3) 春田良雄，長谷川隆一監：みんなの呼吸．Respica2022年冬季増刊 人工呼吸ケア　トラブル回避力アップガイド．p.74-85，88-93，96-99，メディカ出版，2022．
4) 田中竜馬：Dr.竜馬の病態で考える人工呼吸器管理．羊土社，p.226-228，2023．

2 人工呼吸器設定関連の合併症

人工呼吸器の装着は根本的な治療ではなく,原因疾患によって引き起こされた呼吸障害への対処療法であり,身体に必要な酸素化と換気を保つ役割でしかありません.

人工呼吸管理をするうえで人工呼吸器の設定は重要で,その設定の調整により障害が生じるリスクがあります.その中でも,起こるリスクの高い「人工呼吸器関連肺傷害(VALI)」「気胸・皮下気腫」「低血圧」について,なぜこのようなことが起きるのか,「なぜ」を理解することがとても重要で,それがケアや予防にもつながります.

1. 人工呼吸器関連肺傷害(VALI)

1)人工呼吸器関連肺傷害(VALI)はなぜ起きる?

人工呼吸器関連肺傷害(VALI)とは,「**人工呼吸管理に関連して生じる肺損傷**」のことをいいます.

VALIのメカニズムには**圧損傷,容量損傷,無気肺損傷,炎症性損傷**があります(図1).

VALI:ventilate induced lung injury,人工呼吸器関連肺傷害

図1　人工呼吸器関連肺傷害（VALI）の機序

◆ 圧損傷

圧損傷（barotrauma）は，気道内圧の上昇によって肺胞が過剰な圧を受け，間質に破綻する機械的損傷のことをいいます．

人工呼吸器（VCV）に設定された換気量に達するまでガスを送気するため，気道内圧が高くなり，肺胞が過剰な圧を受けて損傷を起こす危険性があります．

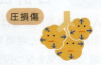

圧損傷

気道内圧の損傷により起こる．

◆ 容量損傷

容量損傷（volutrauma）は，過剰な換気により肺胞壁が過剰に伸展された際に起きます．このような傷害を受けると肺透過性が亢進し，肺水腫が起きます．

人工呼吸器（PCV）やプレッシャーサポートの圧設定が高すぎると設定した圧に達するまでガスを送気するため，肺胞が過伸展を起こす危険性があります．

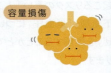

容量損傷

換気量の増加により起こる．

◆ 無気肺損傷

無気肺損傷（atelectrauma）は，肺胞の虚脱と拡張を繰り返すことで起こります．虚脱した肺胞を拡張させるためには通常よりも強い圧が必要となります．

虚脱した肺胞はさらに，拡張時に周囲の正常な肺胞と擦れることで悪影響（ずり応力）を与えます．

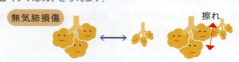

無気肺損傷　　　　　　　　　　　　　擦れ

肺胞の虚脱と再拡張を繰り返すことで起こる．

◆ 炎症性損傷

炎症性損傷（biotrauma）は，原因となるサイトカインなどの炎症性物質は，人工呼吸による過度な伸展や虚脱と拡張を繰り返し行うことにより，肺局所で産生されます．肺は全ての血液が通過する臓器であるため，炎症性物質が肺局所から血管内に入り，全身に放出され全身の臓器に炎症が波及します．

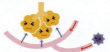

炎症性損傷

肺に過度なストレスが生じると起こる．

2. 人工呼吸器関連肺傷害（VALI）の予防，肺保護戦略

1) 低一回換気量

ARDSの肺は不均一性で，換気可能な肺胞が減少しています．そのため，通常の換気量では局所的な肺胞の過伸展が起こります．通常の換気量の設定では10mL/kgと高容量の一回換気量で考えますが，ARDSのように不均一性の肺では過伸展を予防するために6〜8mL/kgの低容量の一回換気量が推奨されています．最低限でも通常の換気量を超えないことを目標に設定します．

また，肺の容量は胸郭の大きさで決まり，胸郭の大きさは身長で決まります．そのため，一回換気量の設定には体重から算出しますが，実体重ではなく身長から導き出した予測体重での算出が重要です．

予測体重→p32参照

2) プラトー圧制限

過剰な圧がかからないように，プラトー圧をできるだけ低くします．目安としては30cmH$_2$O以下にしましょう（**図6**）．

図6　プラトー圧

> プラトー圧とは，従量式（VCV）では吸気ポーズ相終末の気道内圧のことで，肺胞を拡張させるのに必要な気道内圧で吸気時の肺胞内圧に相当するといわれています．従圧式（PCV）では設定した吸気圧が吸気時の肺胞内圧に相当するといわれています．

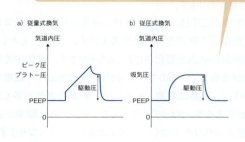

文献7)より引用

3) オープンラングアプローチ

　人工呼吸による肺損傷は，肺胞の過伸展，虚脱と開放の繰り返し，虚脱肺胞と開放肺胞の間に生じるずり応力の発生によるものです．PEEPをかけ肺胞虚脱を予防することで，上記の肺損傷の原因は軽減します．

　肺胞の虚脱部位が多い場合，低一回換気量を行うと一部の開放している肺胞の過伸展を生じてしまいます．そのため，PEEPにより肺胞虚脱をできるだけ避けることで，肺胞の過伸展は減少します．

　PEEPの最適な値は，肺のコンプライアンスや治療方針により決定され，世界中で研究されていますが一致した結論は出ていません．そのため，患者の呼吸状態や肺の状態からアセスメントしていかなければなりません．

4) その他の注意点

　これらの呼吸器の設定により$PaCO_2$が貯留することが懸念されますが，ある程度の$PaCO_2$の貯留は許容しようというのをパーミッシブハイパーカプニア（permissive hypercapnia）といいます．どの程度まで許容するかというのは，$PaCO_2$の値ではなくpHの値をみて検討し，アシドーシスにならなければ許容してもよいのではないかという考えになります．pHの値については，患者の状態により許容できる範囲が変わるため，医師と相談しながら共有していく必要があります．

　人工呼吸管理の目標は，生命の維持に必要な酸素化と換気を保ち，呼吸仕事量の軽減をし，肺損傷を防ぐことです．しかし，人工呼吸器が肺の状態を悪化させることもあります．大気中での呼吸は窒素が混在しているので，肺胞内で酸素が血液に拡散しても窒素が残り，肺胞は虚脱しませんが，酸素の濃度が多くなればなるほど窒素の割合は少なくなります．そのため，酸素が拡散されると窒素の残りが少なくなり肺胞は虚脱しやすくなります．

さらに，酸素には毒性があり，高濃度酸素を長期に投与することで活性酸素が活発化し，肺毛細管上皮が障害されて炎症をきたし肺を繊維化へと導いてしまいます．

このように酸素投与による障害もあるため，早期に酸素濃度を減量していく必要があります．

3. 気胸・皮下気腫

1) 気胸・皮下気腫はなぜ起きる？

気胸は，過剰な圧が肺胞にかかることで生じます．過剰な圧によって肺胞組織が破壊され，肺胞の中から胸腔内に空気が漏れることから気胸が生じます．

また，皮下気腫はその漏れた空気が気管支に沿って中枢へ移動し，肺門部から縦隔腔を通り皮下へと移動して皮下気腫を生じます（図3）．

図3 気胸と皮下気腫の機序

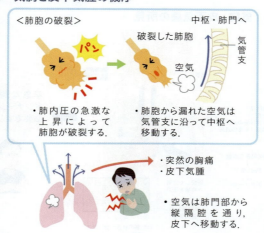

人工呼吸器装着中の患者に起きる気胸の多くは緊張性気胸で，肺組織の炎症や気腫性変化により脆くなった組織が，陽圧換気によって破裂することによって生じます．

破裂した肺側の胸腔内に空気が流れた結果，胸腔内圧が上昇し患側肺の虚脱，横隔膜低位，健側への縦隔偏位が生じて呼吸が障害されます．それに伴い大静脈の偏位も起こり，静脈環流の減少による血圧の低下も引き起こします．

2) 気胸・皮下気腫の所見をキャッチ，どう気づくか？

VCV（従量式）では急激に最高気道内圧が上昇します．

PCV（従圧式）では最高気道内圧は設定した圧のため変化せず，一回換気量や分時換気量が低下します．

PCV（従圧式）のほうがVCV（従量式）よりも進行が緩やかですが，気づかれないまま進行している可能性もあるため，身体所見やフィジカルアセスメントにより（図4）早期に発見できるように努める必要があります．

図4　気胸・皮下気腫の所見

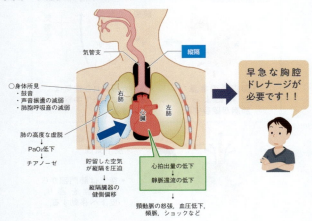

3) 気胸・皮下気腫が発生した場合，どうする？

　緊張性気胸が起こった場合には，上昇した胸腔内圧を低下（脱気）させるために胸腔ドレナージを行います．

　ドレナージの準備に時間を要する場合やすぐに脱気を実施すべき緊急状態では，胸腔穿刺を行い脱気します．

　胸腔ドレナージ中は，フィジカルアセスメントに加えて，胸腔ドレナージの管理（エアリークや呼吸性移動の有無，ドレナージが効いているか，患者の症状）の観察を行います．

4. 低血圧

1) 陽圧換気でなぜ血圧が下がる？

　人工呼吸器を装着する患者の大半は呼吸不全が重症化し，その対処療法のために人工呼吸器を装着します．重症化することで血管透過性が亢進し，循環血液量が減少している状態の患者がほとんどです．

Memo

循環血液量が減少している状態で，陽圧換気により胸腔内圧が上昇することで心臓や胸腔内の血管を圧迫し，静脈環流が減少して右室へ充満する血液量が減少します（図5）．さらに，PEEPにより肺胞内圧が上昇し，肺の血管抵抗が増大することで左室への血液充満を阻害します．その結果，心拍出量が減少し，身体の臓器への血流が減少します．

図5　陽圧換気により血圧が低下するメカニズム

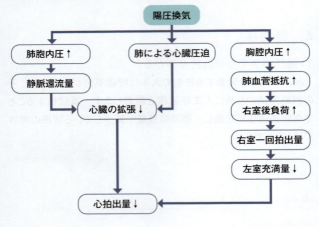

文献6）より引用

2）低血圧が起こったときの対応とケア

人工呼吸器の設定（吸気時間やPEEP）が原因となるため，医師へ報告し，患者の酸素化が悪化しない程度に人工呼吸器の設定の変更（平均気道内圧が下がるように吸気時間を短くする，PEEPを下げるなど）を検討する必要があります．

人工呼吸器の設定の変更が難しい場合や平均気道内圧を高くする必要がある場合には，心拍出量と血圧を保つために，輸液負荷と昇圧薬が必要になることがあります．

5. 意識してほしいこと

　人工呼吸器の設定にはさまざまなものがあります．どの項目についてもメリットとデメリットが存在しており，一概にこの設定が有効であるとは完全に言い切ることは難しいです．なぜならば，患者個々において状況が異なるため，それに合わせた人工呼吸器の設定をしていかなければならないからです．そのためにも，その設定が適切なのかグラフィックや数値だけでなく，患者をよく見て，聞いて，触ってアセスメントしていくことがとても重要となります．

引用・参考文献〈第 3 章 - Ⅰ - ②〉

1) 医療情報科学研究所編：気胸，病気が見えるvol4　呼吸器．p.242-260，メディックメディア，2008．
2) 道又元裕ほか：人工呼吸療法中のケアの勘どころ．重症患者ケア，6（1）：28，2017．
3) 道又元裕編：合併症の種類，新人工呼吸ケアのすべてがわかる本．p.245-267，照林社，2020．
4) 道又元裕編：人工呼吸管理，これならわかるICU看護．p.56-66，照林社，2018．
5) 道又元裕編：急性呼吸不全の治療，ICUケアメソッド．p.139-148，Gakken，2015．
6) 廣瀬稔編：自然呼吸と人工呼吸の違いとその影響，見てわかる！人工呼吸ケア実践ガイド．p.30-31，Gakken，2011．
7) 刈谷隆之ほか：肺保護換気戦略の最新知識―臨床的なアプローチ―．Clinical Engineering，30（8）：749-755，Gakken，2019．

3 人工呼吸器関連肺炎(VAP)

1. VAPって何ですか？

　気管挿管患者への看護援助を行ううえで，念頭に置かなければならない合併症の1つに「**人工呼吸器関連肺炎（VAP）**」があります．VAPは，人工呼吸開始後48時間以降に新たに発生する肺炎のことを指し，人工呼吸器装着患者の約9〜27％に発生する[1]とされています．

　VAPを合併すると，人工呼吸器装着期間やICU在室日数および在院日数の延長などを招きます．それらは，患者の筋力低下や認知機能の低下にも影響することが危惧されています．

　また，VAP発症患者は，VAP非発症患者に比べて死亡率が約2倍になる[2]とも報告されており，患者の生命予後に大きく影響します．適切な予防策の適用により，VAP発生を予防することが重要です．

　VAPの診断には「ゴールドスタンダード」と呼べるものはなく，診断は容易ではありません．VAPを疑う症例では，臨床的診断による評価に加えて，微生物学的診断を行う方法が一般的です．発熱およびCRPやプロカルシトニンなどの上昇が示す全身性炎症反応，酸素化の低下，胸部X線やCTなど画像検査上の異常陰影の出現と持続，膿性の気道内分泌物といった所見が複数かつ急性に出現した場合，臨床的VAPとして微生物学的検索（喀痰培養検査など）を行います．

　VAPに罹患する患者は，院内環境に生息する細菌に曝露されることが多く，さらに抗菌薬の既投与があるために，病院型薬剤耐性菌による肺炎の形をとることも多く，注意が必要です．起因

VAP：ventilator-associated pneumonia，人工呼吸器関連肺炎

菌としては，緑膿菌，メチシリン耐性黄色ブドウ球菌（MRSA），メチシリン感受性黄色ブドウ球菌（MSSA），クレブシエラ属，エンテロバクタ属，セラチア菌などがあげられます．

1）VAPはなぜ起こるの？

VAPは気管チューブの留置により，細菌が下気道へ侵入することで発症します．通常，上気道は外部から侵入してくる細菌やウイルスなどを下気道に侵入させないための機能を備えていますが，気管チューブなどの人工気道によって声帯が常時開口状態となり，上気道に貯留した分泌物が下気道へ侵入しやすい状態となります．とくに免疫機能が低下した重症患者では，VAPを発症しやすくなります．

VAPの発生機序としては，**上気道の細菌や逆流した胃内容物の誤嚥**と，**汚染した回路および回路開放などによる回路操作での細菌の吸入**があります（図1）．

図1　VAPの発生機序

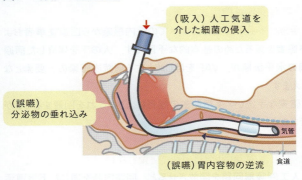

VAPの発生のリスク因子には，長期人工呼吸管理，再挿管，発症前の抗菌薬投与，原疾患（熱傷，外傷，中枢神経疾患，呼吸器疾患，心疾患），顕性あるいは不顕性誤嚥，筋弛緩薬の使用，低い気管チューブカフ内圧，移送，仰臥位などがあります．

2) VAPを予防するためには?

VAPの予防策に確立したものは少なく,発症契機が複数あることからも,予防策をまとめて適応するバンドルアプローチを行うことが提唱されています.バンドル(bundle)は日本語で「束」を意味し,戦略的な意味合いをもちます.1つひとつでは効果が薄くても,組み合わせて実施することで効果を上げることができるというものです.

代表的なものでは,2010年に日本集中治療医学会が示した「人工呼吸関連肺炎予防バンドル2010改訂版(略:VAPバンドル)」があります(表1).

表1 人工呼吸関連肺炎予防バンドル 2010改訂版

- I. 手指衛生を確実に実施する
- II. 人工呼吸器回路を頻回に交換しない
- III. 適切な鎮静・鎮痛をはかる,とくに過鎮静を避ける
- IV. 人工呼吸器からの離脱ができるかどうか,毎日評価する
- V. 人工呼吸中の患者を仰臥位で管理しない

① 手指衛生を確実に実施する

手洗い・手指衛生は,すべての院内感染から医療従事者および患者を護るための基本的な手段です.人の手を媒介した病原菌の水平伝播が,VAPをはじめとする病院内感染の一要素となりえます.

確実な手洗い・手指衛生の履行により,これを回避することができます.

② 人工呼吸器回路を頻回に交換しない

人工呼吸器回路を開放させると,回路内腔を通じた下気道汚染の危険性が高まります.**定期的な回路交換はVAP発生率を高くするため,7日未満での交換は推奨されていません**.目に見える汚れや破損がある場合に,患者ごと交換することが推奨され

ており，明確な交換日数の基準は示されていません．そのため，人工呼吸器装着期間が長期間となる場合には，各施設において基準を作成しておくこともよいでしょう．

また，回路内にたまった水滴は，発見したとき，あるいは体位変換前に無菌的な手技で除去するようにしましょう．

③ 適切な鎮静・鎮痛をはかる．とくに過鎮静を避ける

人工呼吸中は，人工呼吸器との同調性や患者の苦痛緩和の観点などから，過鎮静で管理されやすくなります．しかし，過鎮静は気管壁に存在する線毛運動の低下や呼吸筋を含む筋力低下を招き，結果として気道クリアランス維持を困難にするなど，人工呼吸期間延長やVAPの発生頻度を増す原因となります．また，鎮静による記憶の断片化からせん妄発症につながるともいわれています．

まずは，**疼痛評価と鎮痛管理を徹底**し，そのうえで**浅い鎮静（ライトセデーション）**または**鎮静薬の中断・減量**を目指しましょう．

鎮静は，患者にかかわるすべての医療者が，共通の方法で鎮静レベルを評価し，鎮静の目的と目標スコアについての協議・評価を行うことが大切です．そのための鎮静スケールとしては，Richmond Agitation-Sedation Scale（RASS）の使用が推奨されています（p113，表2参照）．

カルテ（看護記録など）に，鎮静・鎮痛薬の使用状況と，RASSのスコアを記載し，RASS －3～0 となるように投与量を調節します．評価は毎日数回行い，日中はできるだけ鎮静薬の中断・減量を検討しますが，鎮痛薬に関しては中断しないようにします．

・RASS→p113表2参照

④ 人工呼吸器からの離脱ができるかどうか，毎日評価する

気管挿管はVAPのリスク因子となります．人工呼吸期間が延びるにつれ，VAPの発生リスクは上がります．

気管挿管期間を短縮するために，自発呼吸トライアル（SBT）やこれを組み込んだ呼吸器離脱・抜管プロトコル（手順）を定めて定期的に評価を行い，離脱の可能性を毎日検討します．

⑤ 人工呼吸中の患者を仰臥位で管理しない

仰臥位で患者を管理すると，胃内容物が口腔咽頭に逆流し，VAPの発症率が増加します．患者の安静度において禁忌でない限り，**頭部を30°以上挙上した頭高位を維持**するようにします（図2）．

経管栄養（経胃栄養）を実施している患者では，胃の残渣量が増えないような栄養剤投与計画を考慮するなど，とくに注意が必要です．胃の残渣が多い場合や逆流の危険性が高い場合には，経十二指腸栄養あるいは経小腸栄養を行うことも推奨されています．

図3 VAP予防に適切な体位

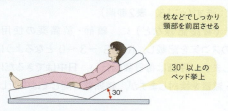

枕などでしっかり頸部を前屈させる

30°以上のベッド挙上

SBT：spontanenous breathing trial，自発呼吸トライアル

＊

　VAPバンドルの他にも，適切な**口腔ケア**や**気管吸引**の実施，**カフ圧管理**も重要です．気管挿管患者は，常に開口状態となるため口腔内乾燥を招き，また気管チューブ留置により容易に損傷を受けやすいなど，口腔環境の変化に伴い，上気道感染や誤嚥性肺炎が生じやすい状況となります．口腔ケアで口腔内保清を保つことはVAP予防には必須です．とくに，カフ上部に貯留した分泌物の垂れ込み（不顕性誤嚥：silent aspiration）は，VAPの主要因といわれています．口腔ケアによって未然に汚染物の回収を行い，適切なカフ圧を維持すること，気管吸引の手技を徹底することによりVAPの発生率は低下します．

引用・参考文献〈第3章-Ⅰ-③〉

1) American Thoracic Society; Infectious Diseases Society of America. Guidelines for the management of adults with hospital-acquired, ventilator-associated, and healthcare-associated pneumonia. Am J Respir Crit Care Med. 171: 388-416, 2005.
2) 古賀雄二・深谷智恵子編，門田耕一：人工呼吸器関連肺炎（VAP）．日常性の再構築をはかるクリティカルケア看護－基礎から臨床応用まで．p.294-303，中央法規出版，2019．
3) 志馬伸朗：「成人肺炎診療ガイドライン2017」を読み解く―人工呼吸器関連肺炎（VAP）．呼吸臨床，1（3）：2017．
4) 日本集中治療医学会ICU機能評価委員会：人工呼吸関連肺炎予防バンドル2010改訂版．https://www.jsicm.org/pdf/2010VAP.pdf（2024年1月25日閲覧）
5) 日本呼吸療法医学会人工呼吸中の鎮静ガイドライン作成委員会：人工呼吸中の鎮静のためのガイドライン．人工呼吸，24（2）：146-167，2007．

4 体動制限や臥床関連

人工呼吸器管理が開始された患者は，その苦痛（表1）の軽減のために鎮痛・鎮静が必要となります．しかし，安静にしすぎることは多くの合併症の原因となることが知られています．

表1 人工呼吸器による苦痛

これらの苦痛の軽減のために鎮痛・鎮静を行います．

身体的苦痛	精神的苦痛
・疼痛 ・呼吸困難感 ・気管チューブの不快感 ・口渇感 ・嚥下困難感 　　　　　　など	・コミュニケーション障害 ・睡眠障害 ・不安 ・緊張感 ・恐怖感 ・抑うつ感 ・孤独感 ・コントロール感の欠如

1. 鎮静による合併症

人工呼吸器管理の患者に鎮静をしても，その鎮静が適切でないと鎮静による合併症が起こります．

1）過鎮静

過鎮静とは，必要以上に薬物の鎮静効果が出現した結果，日中にぼんやりとして動きが少なくなったり，傾眠傾向となったりする状態のことをいいます．

人工呼吸器管理における過鎮静の原因には，「持続鎮静薬の過剰投与」または「肝，腎機能低下により効果遷延する可能性（ミダゾラム）」があります．

2）過鎮静への対応は？
- 持続鎮静薬適正量の検討
- 効果遷延の可能性が低い薬剤への変更を検討（プロポフォール，デクスメデトミジン）

3）過鎮静を起こさないための予防ケア
- 鎮静スケール（RASS）による評価

RASS→p113表2参照

4）廃用症候群

廃用症候群（disuse syndrome）とは，過度の安静，不動，長期臥床などによって，身体の活動水準が低下もしくは生活が不活発になることをいいます（図1）．

図1　廃用症候群

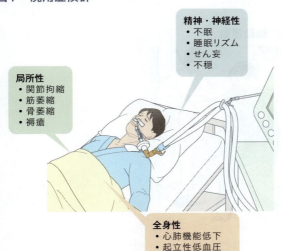

精神・神経性
- 不眠
- 睡眠リズム
- せん妄
- 不穏

局所性
- 関節拘縮
- 筋萎縮
- 骨萎縮
- 褥瘡

全身性
- 心肺機能低下
- 起立性低血圧
- 消化器機能低下

5）廃用症候群への対応は？
- ベッド上でできるリハビリテーション（図2）
- 他動運動（図3）

図2　ベッド上でできるリハビリテーション

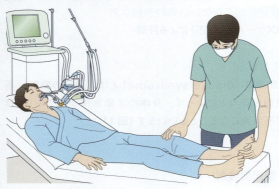

図3　他動運動

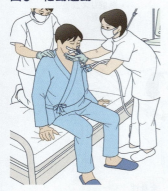

6）廃用症候群を起こさないための予防ケア
- モビライゼーションの実施
- 適切な体位交換
- 褥瘡が起こりやすい部位の保護
- リハビリテーション

2. 褥瘡

局所に200mmHg以上の持続的な圧迫が2時間以上続くと組織が壊死し，褥瘡が生じるとされています．また，患者に循環不全がある場合は，短時間で組織損傷を起こすことがあります．

体圧分散マットレスなどの使用により，患者状態に応じた体位調整時間の検討が必要です[1]．

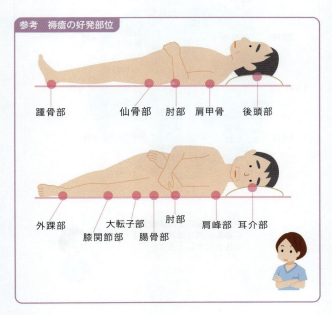

参考　褥瘡の好発部位

踵骨部　仙骨部　肘部　肩甲骨　後頭部

外踝部　大転子部　肘部　肩峰部　耳介部
　　　　膝関節部　腸骨部

1) 褥瘡への対応は？

- 褥瘡の程度に合った適切な処置が必要となるため，褥瘡評価ツール DESIGN-R®2020などで評価を行う．
- WOC（皮膚・排泄ケア認定看護師），皮膚科，形成外科へのコンサルテーションを行う．

2) 褥瘡を起こさないための予防ケア

- 少なくとも2時間ごとの体位変換，あるいは除圧
- 剥離剤や創傷被覆材の使用
- 体圧分散マットレスの使用

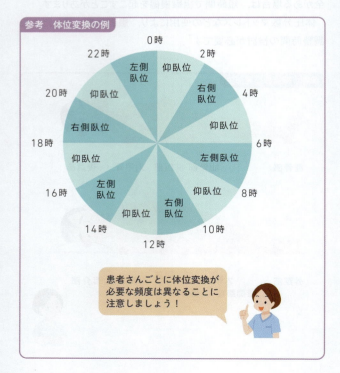

参考　体位変換の例

患者さんごとに体位変換が必要な頻度は異なることに注意しましょう！

3. 医療関連機器褥瘡（MDRPU）

褥瘡のうち，医療関連機器による圧迫で生じる皮膚ないし下層の組織損傷[3]のことを「医療関連機器褥瘡（MDRPU）」といいます．

人工呼吸器装着中は，気管チューブ固定やNPPVマスクによるMDRPUが生じるリスクが高くなります（図4）．

図4　NPPVマスクによるMDRPU好発部位

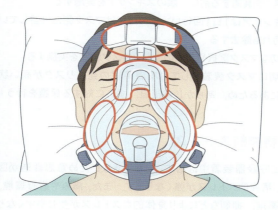

固定用テープまたは専用固定器具によるものには以下があります．
- 表皮剥離
- 口角裂傷
- 潰瘍

1) MDRPUへの対応は?
- MDRPUの程度に合った適切な処置を行う
- WOC,皮膚科へのコンサルテーション
- 毎日,除圧のために機器の固定位置の変更
- 剥離剤や創傷被覆材の使用

2) MDRPUを起こさないための予防ケア
- 褥瘡危険因子,装着部の浮腫,皮膚の状況などのアセスメントする
- マスクを装着する前に,顔のスキンケアを実施する
- スキンケアは1日1回行い,その際にはマスク側に付着している汚れも除去する
- 適切なマスク選択や苦痛の少ないマスク装着を実施する
- 適切にマスク装着をしても皮膚障害の発生リスクが高い状態にあるため,あらかじめ圧迫,ずれに対する保護を行う

4. 精神的ストレス

　人工呼吸器装着中は話すことができないため意思疎通が図れず,精神的ストレスが強くなります.また,痛みや療養環境,使用薬剤,抑制などにより身体的なストレスが生じやすくなります.

表2　精神的ストレスによる主な症状

- 胃潰瘍
- 不眠
- 睡眠リズムの不調
- せん妄
- 不穏
- 便秘や下痢　　など

1) 精神的ストレスへの対応は？
- 適切な薬剤の使用（持続鎮静剤の調整，抗不安薬，向精神薬の使用）を検討する
- 抑制解除の検討を行う

2) 精神的ストレスを起こさないための予防ケア
- 鎮静スコアによる評価（RASS［p113参照］）
- 鎮痛スコアによる評価（CPOT［p116参照］・NRS［p117参照］など）
- せん妄スコアによる評価（ICDSC［**表3**］，CAM-ICU［**図5**］など）
- PPI（オメプラゾール，ランソプラゾールなど）の使用
- コミュニケーションツールの使用（筆談，文字盤など）
- 安楽な体位の保持，環境音，照明などの環境整備

表3 ICDSC

このスケールはそれぞれ8時間のシフトすべて，あるいは24時間以内の情報に基づき完成されます．

明らかな徴候がある＝1ポイント，アセスメント不能，あるいは徴候がない＝0ポイントで評価します．それぞれの項目のスコアを対応する空欄に0または1で入力します．

1. 意識レベルの変化 （A）反応がないか，（B）何らかの反応を得るために強い刺激を必要とする場合は評価を妨げる重篤な意識障害を示す．もしほとんどの時間（A）昏睡あるいは（B）昏迷状態である場合，ダッシュ（―）を入力し，それ以上の評価を行わない． （C）傾眠あるいは反応までに軽度ないし中等度の刺激が必要な場合は意識レベルの変化を示し，1点である． （D）覚醒あるいは容易に覚醒する睡眠状態は正常を意味し0点である． （E）過覚醒は意識レベルの異常ととらえ，1点である．	―
2. 注意力欠如 会話の理解や指示に従うことが困難．外からの刺激で容易に注意がそらされる．話題を変えることが困難．これらのうちいずれかあれば1点．	―
3. 失見当識 時間，場所，人物の明らかな誤認．これらのいずれかがあれば1点．	―
4. 幻覚，妄想，精神障害 臨床症状として，幻覚あるいは幻覚から引き起こされると思われる行動（例えば，空をつかむような動作）が明らかにある，現実検討能力の総合的な悪化．これらのうちいずれかあれば1点．	―
5. 精神運動的な興奮あるいは遅滞 患者自身あるいはスタッフへの危険を予防するために追加の鎮静薬あるいは身体抑制が必要となるような活動（例えば，動脈ラインを抜く，スタッフをたたく），活動の低下，あるいは臨床上明らかな精神運動遅滞（遅くなる）．これらのうちいずれかがあれば1点．	―
6. 不適切な会話あるいは情緒 不適切な，整理されていない，あるいは一貫性のない会話，出来事や状況にそぐわない感情の表出．これらのうちいずれかがあれば1点．	―
7. 睡眠／覚醒サイクルの障害 4時間以下の睡眠，あるいは頻回な夜間覚醒（医療スタッフや大きな音で起きた場合の覚醒を含まない），ほとんど1日中眠っている．これらのうちいずれかがあれば1点．	―
8. 上記徴候あるいは症状が24時間の中で変化する（例えば，その勤務帯から別の勤務帯で異なる）場合は1点．	―

判定：4点以上せん妄あり

文献4）

図5 CAM-ICU

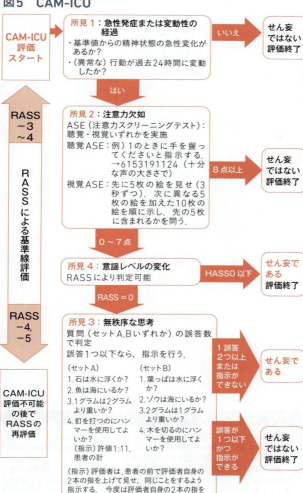

文献5)

引用・参考文献〈第3章 - Ⅰ - ④〉

1) 露木菜緒:使いこなし人工呼吸器第2版,p.112-130,南江堂,2020.
2) 看護roo!:人工呼吸治療法中の合併症にはどんなものがあるの?(https://www.kango-roo.com/learning/4453/ 2024年1月5日閲覧)
3) 一般社団法人日本褥瘡学会:MDRPUベストプラクティス医療関連機器圧迫創傷の予防と管理(https://jspu.org/medical/books/docs/bestpractice_mdrpu.pdf 2024年1月15日閲覧)
4) 卯野木健,剱持雄二:ICDSCを使用したせん妄の評価.看護技術,57(2):45-49,2011.
5) 古賀雄三:ICUにおけるせん妄の評価―日本語版CAM-ICU.看護技術,55(1):32,2009.

Memo

Memo

Index

数字 欧文

4面固定	71
Ⅰ型呼吸不全	37
Ⅱ型呼吸不全	37
A/C	52, 93
auto-PEEP	36
BNP	141
BPS	117
CAM-ICU	215
CPAP	52, 100
CPOT	116
CRP	141
CRT	132
C反応性蛋白	141
F_IO_2	43
GCS	114
Hb値	140
ICDSC	214
IPPV	16
JCS	114
Lac	140
MDRPU	211
NPPV	16
NRS	118
OAG	178
OHAT	178
OHAT-J	178
P/F比	139
$PaCO_2$	37, 140
PaO_2	37
PCV	84, 89
PEEP	46
PS	99
P-SILI	50
RASS	113
SaO_2	139
SIMV	52, 96
VALI	191
VAP	166, 200
VAS	118
VCV	84, 86
WBC	141

あ

浅い鎮静	203
圧規定(従圧式)換気	84
圧損傷	192
アラーム	151
アンカーファスト	72
安全装置	14
意識の評価	112
維持ケア	175
異常呼吸パターン	123
一回換気量	32

一回心拍出量	104
医療ガスの点検	67
医療関連機器褥瘡	211
陰性変事作用	108
陰性変力作用	108
咽頭喉頭浮腫	189
嚥下の5期モデル	170
炎症性損傷	192
炎症マーカー	141
オートトリガー	55
オープンラングアプローチ	194

か

解剖学的死腔	41
回路閉塞	188
加温加湿器	18, 59
拡散障害	38
片肺挿管	189
過鎮静	206
カフ圧	145, 162
カフ圧計	146
カフの損傷	186
過膨張	35
換気血流比不均衡	39
換気障害	30, 34, 78
換気能の評価指標	140
換気様式	52
換気量	25
換気量-時間曲線	54

間質性肺炎	141
患者使用後点検	150
患者使用時点検	148
患者使用前点検	147
患者-人工呼吸器非同調	54
気管吸引	157
気管切開チューブ	18, 169
気管チューブ	18, 143
気胸	133, 195
気道内圧上昇アラーム	14
気道確保	18
気道ケア	157
気道損傷	189
気道抵抗	48
気道内圧上昇アラーム	23
気道内圧-時間曲線	54
気道粘膜の血流	145
気道の開存	157
機能的残気量	45
キャピラリーリフィリング	132
吸気回路	12
吸気努力	120
吸気弁	13
吸気流量	23
球麻痺	170
胸部X線検査	133
緊急時・災害時	63
緊張性気胸	136
駆動源	13
グラフィックモニタ	53

経口摂取	171
経口挿管	169
血圧	104
血圧の構成	106
血液データ	138
結露	161
口腔アセスメントシート	178
口腔ケア	174
拘束性換気障害	138
後負荷	105
呼気回路	12
呼気終末陽圧	46
呼気努力	120
呼気弁	13
呼吸音	124
呼吸器回路	18
呼吸筋疲労	51
呼吸困難	119
呼吸仕事量	51
呼吸仕事量の増大	80
呼吸数	14, 23, 33, 122
呼吸調節	28
呼吸困難	48
呼気流量	23
混合性換気障害	138
コンプライアンス	49

サギング	57
酸素化	30
酸素解離曲線	44
酸素化障害	37, 42, 77
酸素供給装置	19
事故(自己)抜管	182
四肢冷感	131
持続自発換気	52
持続陽圧呼吸	100
自発呼吸誘発性肺傷害	50
シバリング	112
シャント	40
循環	104
褥瘡の好発部位	209
褥瘡予防	167
徐呼吸	122
人工呼吸器管理開始前	63
人工呼吸器関連肺炎	200
人工呼吸器関連肺炎の予防	166
人工呼吸器関連肺傷害	191
人工呼吸器グラフィック波形	24
人工呼吸器の開始基準	76
人工呼吸器の回路	63, 74
人工呼吸器の構造	12
人工呼吸器の点検	147
人工呼吸器の配置	61
人工呼吸器の働き	82
人工呼吸器のモード	52

人工呼吸器の役割	26	鎮痛・鎮静	127
人工呼吸器モニター	22	低一回換気量	193
人工鼻	18, 59	低換気アラーム	14
心収縮力	105	低血圧	197
侵襲的陽圧換気	16	低酸素血症	38
身体的苦痛	206	同期式間欠的強制換気	52, 96
心拍出量	104	動脈血酸素分圧	37
心拍数	107	動脈血酸素飽和度	139
スパイロメトリー	137	動脈血ガス分析	139
精神的苦痛	206	努力呼吸	48, 51, 119
精神的ストレス	212		
喘息	35		
前負荷	105		
送気時間	14		

な

内因性PEEP	36
乳酸値	140
脳性ナトリウム利尿ペプチド	141

た

体位ドレナージ	166
体温管理	111
他動運動	208
ダブルトリガー	56
痰	126
痰貯留	161
チアノーゼ	129
中心性チアノーゼ	130
中枢化学受容野	28
チューブの固定	71
チューブの保持	70
調節呼吸	92
鎮静薬	108

は

パーミッシブハイパーカプニア	194
肺・胸郭コンプライアンス	48
肺機能検査	137
肺傷害	50
配線	65
肺胞低換気	40
肺野の分類	165
廃用症候群	207
破損・亀裂・変形	65
白血球	141
皮下気腫	195

非侵襲的陽圧換気	16
非同調	54, 126
疲労感	128
頻呼吸	122
ブラッシング	175
プラトー圧	193
プラトー圧制限	193
閉塞性換気障害	138
ポジショニング	164
補助呼吸	93
補助／調節換気	52, 93

ま

末梢化学受容体	28
末梢血管拡張作用	108
末梢血管抵抗	106
末梢性チアノーゼ	130
ミストリガー	55
無気肺損傷	192
網状紫斑	131
網状チアノーゼ	131

や

容量損傷	192
予測体重	32
褥瘡	209

ら

ライトセデーション	203
リーク	185
理学療法	164
リハビリテーション	208
リベド	131
流量	23
流量-時間曲線	54
量規定（従量式）換気	84
リラクゼーション	168

わかる！できる！ココだけ・コレだけ
人工呼吸器　ポケットブック

2024年10月14日　　初　版　第1刷発行

　　　　　監　　修　　尾野　敏明
　　　　　発 行 人　　小袋　朋子
　　　　　編 集 人　　木下　和治
　　　　　発 行 所　　株式会社Gakken
　　　　　　　　　　　〒141-8416 東京都品川区西五反田2-11-8

　　　　　印刷・製本　　TOPPAN株式会社

この本に関する各種お問い合わせ先
●本の内容については，下記サイトのお問い合わせフォームよりお願いします．
　https://www.corp-gakken.co.jp/contact/
●在庫については　Tel 03-6431-1234（営業）
●不良品（落丁，乱丁）については　Tel 0570-000577
　学研業務センター　〒354-0045 埼玉県入間郡三芳町上富279-1
●上記以外のお問い合わせは　Tel 0570-056-710（学研グループ総合案内）

©T.Ono 2024 Printed in Japan
●ショメイ：ワカル！デキル！ココダケ・コレダケ　ジンコウコキュウキ　ポケットブック
本書の無断転載，複製，複写（コピー），翻訳を禁じます．
本書に掲載する著作物の複製権・翻訳権・上映権・譲渡権・公衆送信権（送信可能化権を含む）
は株式会社Gakkenが管理します．
本書を代行業者等の第三者に依頼してスキャンやデジタル化することは，たとえ個人や家庭内の利
用であっても，著作権法上，認められておりません．

JCOPY〈出版者著作権管理機構　委託出版物〉
本書の無断複写は著作権法上での例外を除き禁じられています．複写される場合は，そのつど事
前に，出版者著作権管理機構（Tel 03-5244-5088，FAX 03-5244-5089，e-mail：info@jcopy.
or.jp）の許諾を得てください．

本書に記載されている内容は，出版時の最新情報に基づくとともに，臨床例をもとに正確かつ普
遍化すべく，著者，編者，監修者，編集委員ならびに出版社それぞれが最善の努力をしておりま
す．しかし，本書の記載内容によりトラブルや損害，不測の事故等が生じた場合，著者，編者，
監修者，編集委員ならびに出版社は，その責を負いかねます．
また，本書に記載されている医薬品や機器等の使用にあたっては，常に最新の各々の添付文書（電
子添文）や取り扱い説明書を参照のうえ，適応や使用方法等をご確認ください．
　　　　　　　　　　　　　　　　　　　　　　　　　　　　　　　　　　　株式会社Gakken

※学研グループの書籍・雑誌についての新刊情報・詳細情報は，下記をご覧ください．
　学研出版サイト　https://hon.gakken.jp/